Gisela Klemt und Brigitte Mues

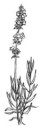

Lavendel, das duftende Heilmittel

Natürliche Selbsthilfe bei Kopfschmerzen, Kreislaufbeschwerden und Schlaflosigkeit

Originalausgabe

**WILHELM HEYNE VERLAG
MÜNCHEN**

HEYNE RATGEBER
08/5277

Umwelthinweis:
Dieses Buch wurde auf chlor- und säurefreiem Papier gedruckt.

Copyright © 1999 by Wilhelm Heyne Verlag GmbH & Co. KG, München
http://www.heyne.de
Printed in Germany 1999
Lektorat: Barbara Imgrund
Umschlaggestaltung: Atelier Bachmann & Seidel, Reischach
Umschlagabbildung: Pflanzenarchiv Lavendelfoto, Hamburg
Innenabbildungen:
Seite 1 und 2: © Gerhard Höfer, Pflanzenarchiv Lavendelfoto, Hamburg
Seite 3: Michael Teller/Archiv für Kunst und Geschichte, Berlin
Seite 4: © Gisela Klemt, Wuppertal
Satz: Schaber Satz- und Datentechnik, Wels
Druck und Bindung: Ebner Ulm

ISBN 3-453-15451-7

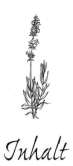

Inhalt

Vorwort	9
Wohltuender Duft mit Tradition	11
Das »Chanel No.5 des Altertums«	12
Lavendel – ein Star im Klostergarten	13
Oh, sweet lavender	16
Neue Ehren für eine alte Pflanze	19
Die Pflanze kennen: Botanik, Heilkraft und Herkunft	22
Sonne und Bergheiden: Wo der Lavendel sich wohlfühlt	22
Zierde einer duftenden Familie	28
Die Kinder der Lavendelfamilie	32
Warum Lavendel heilt	39
Die Heilkraft gewinnen	47
Lavendel im Handel	51
Ätherisches Öl	51
Blüten	54
Fluidextrakt	54
Tinktur	54
Spiritus	55

Die Kraft des Lavendels in natürlichen Heilverfahren nutzen 56

Aromatherapie	56
Bäder	59
Inhalation	61
Innere Anwendung	62
Kompressen und Auflagen	62
Massagen	63
Mundspülung und Gurgellösung	66
Salben	66
Tees und Aufgüsse	66
Lavendel in der Hausapotheke	68

So behandeln Sie mit Lavendel – Beschwerden von A–Z 72

Akne	72
Angstzustände, allgemeine	72
Appetitlosigkeit	73
Asthma, akuter Anfall	73
Asthma, chronisches	74
Ausfluß	75
Bauchkrämpfe	75
Blähungen	76
Blasenentzündung	77
Brandwunden, leichte	77
Bronchitis	78
Depressionen	79
Erschöpfung, nervöse	80
Füße, müde und geschwollene	81
Gallenblasenbeschwerden	81
Haarausfall	82
Haut, wunde	83
Heiserkeit	83
Herzbeschwerden, nervöse	84
Herz-Kreislauf-Beschwerden	85

Husten	86
Insektenstiche	86
Kopfläuse	87
Kopfschmerzen	88
Lippen, rauhe	90
Magenschmerzen	90
Migräne	90
Muskelkater	92
Nagelbettinfektionen	92
Nasennebenhöhlenentzündung	92
Neuralgien	93
Ohrenschmerzen	94
Pilzinfektionen	94
Rachenentzündung	94
Reizmagen, nervöser	95
Rheumatische Beschwerden	96
Schlafstörungen	98
Schwächezustände, allgemeine	100
Schwangerschaftsstreifen	101
Schwindelanfälle, unspezifische	102
Sohlenwarzen	102
Sonnenbrand	102
Unruhezustände, nervöse	103
Verdauungsstörungen	105
Verspannungen	106
Wunden	106
Zahnfleischentzündung	107
Zahnschmerzen	107

Lavendel in der Schönheitspflege 108

Hautpflege	108
Für die alternde Haut	110
Für die empfindliche Haut	111
Für die fettige Haut	112
Für die unreine Haut	112

Anwendungen mit Lavendel bei Kindern 115

Husten 115
Ohrenschmerzen 116
Pseudokruppanfälle 117
Schlafstörungen 117
Windelausschlag 118
Windpocken 118

Zum guten Schluß 120

Anmerkungen 122

Register 123

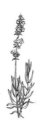

Vorwort

Der Lavendel ist eine Pflanze, die eine Zeitlang etwas aus der Mode gekommen war. Mittlerweile steht sie jedoch wieder hoch im Kurs, und ihr spritziger Duft rundet so manches große Parfum ab.
Bereits in der Antike wußte man nicht nur den Duft des Lavendels zu schätzen, sondern auch seine Heilkräfte. Die alten Ägypter nutzten seine antibakterielle Wirkung, und die große Heilkundige des Mittelalters, Hildegard von Bingen, widmete dem Lavendel gar ein eigenes Kapitel – *De Lavendula* – in einem ihrer Kräuterbücher. Sie empfahl ihn gegen Haut- und Gelenkbeschwerden, als Herzstärkungsmittel, gegen Lungen- und Lebererkrankungen und nicht zuletzt gegen Nervenleiden.
Lavendel ist der »gute Geist« aus der Flasche. Wer in unserer schnellebigen, unruhigen Gegenwart unter Streß und Anspannung leidet, der wird die entspannende und beruhigende Wirkung dieses Duftgeistes bald lieben lernen, denn dieser kräftigt Körper und Seele gleichermaßen.
Ungeahnte Stärken entfaltet der Lavendel auch in Kombination mit anderen Heilpflanzen. Die für dieses Buch zusammengetragenen Rezepte werden Ihnen helfen, die heilenden Kräfte des Lavendels gegen vielfältige Beschwerden gezielt zu nutzen. Ob als Tee, als Aromaöl, als Tinktur, im Bad, als Kompresse, mittels Umschlägen, als Massageöl oder in Salben angewandt –

der Lavendel wird ein ständiger Bestandteil Ihrer Hausapotheke werden. Er hat sich als Hausmittel bei Hautproblemen und Bronchialbeschwerden auch in der Behandlung von Kindern bewährt.

Lavendel ist für all jene eine zuverlässige Heilpflanze, die mit natürlichen Mitteln einen positiven Einfluß auf Gemüt, Körper und Geist nehmen wollen.

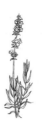

Wohltuender Duft mit Tradition

Flirrende Hitze, unendliches, wogendes Blau, ein berauschend intensiver Duft, unzählige, summende Bienen auf der Suche nach Nektar – sollten Sie einmal Gelegenheit haben, im Sommer nach Südfrankreich zu reisen, müssen Sie unbedingt einen Tag für die »Lavendelstraße« einplanen. Sie führt von Avignon über Carpentras, Castellane und die Parfumstadt Grasse bis nach Nizza. Entlang dieser landschaftlich überaus reizvollen Strecke werden Sie auf schier endlose Lavendelfelder stoßen. Schließlich ist die Provence aufgrund der optimalen Boden- und Klimaverhältnisse eine der traditionsreichsten Gegenden, in denen diese Duft- und Heilpflanze großflächig angebaut wird.
Folgen Sie uns zunächst auf einem kleinen Streifzug durch die Jahrhunderte und durch verschiedene Länder. So werden Sie schon bald einen Eindruck davon gewonnen haben, wie vielfältig und gern die Menschen den Lavendel seit jeher angewandt haben.

Um den Lavendel ranken sich viele Geschichten. Eine lautet wie folgt:
Da gab es einmal eine schöne Jungfrau, die wurde von zwei Räubern verfolgt, die sie vergewaltigen wollten. Sie floh in die

Berge hinauf, und die beiden hasteten hinter ihr her, und sie ergriffen sie und zwangen sie zu Boden, rissen ihr die Kleider vom Leib. Sie kniete im Gras, weinte bitterlich und flehte zu Gott, ihr zu helfen, und auf einmal sprossen überall, wo ihre Tränen hingefallen waren, blaue Blumen aus dem Boden, wuchsen mit Windeseile, bogen sich zu Ranken und legten sich schützend um sie. Die Räuber erschraken, ließen ab von dem Mädchen und flohen. Seitdem, so heißt es, kann keiner Jungfrau Unrechtes geschehen, wo der Lavendel blüht.[1]

Das »Chanel No. 5 des Altertums«

Bereits die alten Ägypter wußten den Duft der Narden zu schätzen, jener Heilpflanze also, die wir heute Lavendel nennen. Man weiß dies, weil im Jahre 1922 aus dem Grab von Tutenchamun (2. Jahrtausend v. Chr.) Gefäße zutage gefördert wurden, die unter anderem auch Nardenöl enthielten. Auch in den Bandagen und Tüchern von Mumien wurden Spuren dieses ätherischen Öls nachgewiesen.

Auch die Duftwässer der Ägypterinnen enthielten neben anderen wohlriechenden Ingredienzen Lavendel. Im Tempel von Idfu berichten Hieroglyphen über verschiedene Parfums und deren genaue Zusammensetzung. Ihnen wurden sowohl heilende als auch bewußtseinserweiternde Wirkungen zugesprochen. Das vermutlich berühmteste dieser Parfums hieß *Kyphi* – man bezeichnet es inzwischen als eine Art »Chanel No. 5 des Altertums«. Es soll sich aus insgesamt 16 Ingredienzen, unter anderem auch Lavendel, zusammengesetzt haben. Der griechische Philosoph Plutarch wußte noch Jahrhunderte später über das Parfum Kyphi zu berichten, daß der Duft ein »Gefühl des Wohlseins und der Entspannung« verlieh.

Ein altsyrischer König ließ während seiner Regierungszeit im 2. vorchristlichen Jahrhundert junge Mädchen in Prozessionen durch die Straßen ziehen. Sie besprühten die Zuschauer mit

Duftwässern, denen neben Safran, Zimt und Weihrauch auch Nardenöl zugesetzt war.

Zu Zeiten Julius Cäsars traf man sich gewöhnlich zum gemeinsamen Bad. Da die Römer den belebenden Duft der blauen Blüten sehr schätzten, gaben sie mit Vorliebe Lavendel in ihr Badewasser.

Die Israeliten würzten ihre Speisen mit Lavendel, da sie ihm verdauungsfördernde Wirkung zusprachen.

Ebenso ist der Stoechaslavendel, auch als Schopflavendel bezeichnet, seit der Antike bekannt. Seine Blüten wurden jedoch längst nicht nur zur Herstellung von Duftwässern verwendet. Die kräuterkundigen Heiler, die Wundärzte und Apotheker wußten die Heilkräfte der Pflanzen in der Medizin zu nutzen, und sie kannten natürlich auch die Heilkraft des Lavendels. Pedanios Dioskurides, ein berühmter griechischer Arzt und Heilkundiger, schrieb im 1. Jahrhundert n. Chr. seine Arzneimittellehre *Materia medica*, die gemeinsam mit einigen anderen Werken bis ins 19. Jahrhundert die wissenschaftliche Grundlage der Medizin bildete. Er ließ sich darin auch über die Verwendung von Lavendelblüten aus.

Lavendel: Ein Star im Klostergarten

Leider ging im Laufe der Jahrhunderte das einst weitverbreitete Wissen um die Heilkraft von Kräutern und anderen Pflanzen verloren. In der wissenschaftlichen Literatur werden dafür viele Gründe genannt: die Auflösung des Römischen Reiches, die Wirren durch die Völkerwanderungen, die Ausbreitung des Christentums, das massiv gegen angeblich »heidnische« Bräuche vorging. Allerdings waren es ausgerechnet die christlichen Klöster, in denen Kranke höchst sachkundig mit Heilkräutern behandelt wurden: Besonders die missionierenden Benediktinermönche beschäftigten sich mit der Pflanzenheilkunde – sie waren es vermutlich auch, die den Lavendel aus Italien nach Norden brachten, wo er fortan in Klostergärten angebaut wurde.

Wider die Lahmheit nimm für 3 Batzen Lavendelblumenöl und einen Schoppen Brandwein.

Die Ordensbrüder wußten um die Fähigkeit des Lavendels, »Hirn und Nerven erquicken und erwärmen« zu können, »Schwindel und Schlaffsucht« zu lindern und »Winde und Bläst im Leib zu vertreiben«. Aber auch wer eine »verstopfte kalte Leber« hatte, brauchte – so empfahl der Leibarzt von Philipp III. von Nassau-Saarbrücken, Jakob Theodor Tabernaemontanus – lediglich einen guten Wein mit »Spicanard«, »Hasselwurtz«, »Calmus«, »Odermenig« und einer Handvoll »kleinen Rosinlein« zu versetzen. Morgens und abends einen »guten warmen Trunck« davon, und bald sollte das Leiden ein Ende haben.

Wer ein bloedes Gesicht hat / der soll stätigs an Lavendel riechen.
Im Mittelhochdeutschen bedeutete *bloede* »gebrechlich, zart«.

Die heilige Hildegard von Bingen, Äbtissin und Mystikerin des 11. Jahrhunderts, stellte eine wertvolle Sammlung an Kräuter- und Pflanzenrezepten zusammen. Dem Lavendel widmete sie ein ganzes Kapitel und bezeichnete ihn als ein Muttergotteskraut, das »unkeusche Gelüste« vertreibe.

Lavendel, der in der Johannisnacht gepflückt wird, hält den bösen Zauber fern.

Als die Pest Europa heimsuchte, bemühten sich die Menschen verzweifelt, die Gefahr mit Hilfe von natürlichen Heilmitteln zu bannen oder doch wenigstens zu lindern. Aus jener Zeit ist auch der sogenannte Vier-Räuber-Essig bekannt. Die Räuber plünderten die Besitztümer von Pestleichen und wollten sich vor Ansteckung schützen. Sie vermischten Lavendel, Rosmarin,

Salbei, Absinth, Zimt, Pfefferminze, Kampfer, Knoblauch und Muskat mit Essig und rieben sich den ganzen Körper damit ein. Offenbar war diese Rezeptur so erfolgreich, daß sie Aufnahme in die Volksmedizin fand.

Den erkalteten Weibern ist Lavandel ein nutzlich Artzney / machet sie fruchtbar / verzehret alle böse Feuchte ihrer Geburtglieder / so die Empfängnuß hindern.

In der Steiermark träufelte man im Mittelalter den Saft des Lavendelkrauts gegen Schwerhörigkeit ins Ohr.
König Karl VI. (1380–1422) von Frankreich schätzte besonders die schlaffördernde Wirkung der Heilpflanze. Er weigerte sich, auf Reisen zu gehen, wenn nicht auch ein Lavendelkissen mit eingepackt war.

Seud Lavandel in Wasser / netz dein Hembd darinnen / es kreucht kein Lauß darein / als lang es den Geruch behält.

Die Autoren der zahlreichen Kräuterbücher der frühen Neuzeit orientierten sich überwiegend an den Angaben, die Dioskurides zu den verschiedenen Heilpflanzen gemacht hatte. Es versteht sich fast von selbst, daß sie auch ausführlich über die verschiedenen Lavendelarten und ihre Heilkräfte berichteten.

Lavandel in Eßig gesotten / und die Brühe auf den wütenden Zahn gehalten / stillet den Schmertzen.

In Burgund legte man alten Schriften zufolge im Jahre 1371 erste Lavendelkulturen an; in England wurde im 13. Jahrhundert der Lavendel bereits unter den Arzneien der »Physicians of Myddvai« aufgeführt, einer Familie, die seit Generationen Ärzte hervorbrachte, die sich der Heilkunst mit Kräutern und Pflanzenextrakten verschrieben hatte. Die blaue Blume wurde in ihren Schriften als *llafand* oder *llafanllys* bezeichnet.

Die Blume in gebrandten Wein gelegt / und in Mund genommen / bringet die verlegene Sprach wiederum.

Paracelsus, der berühmte Arzt und Naturforscher des 16. Jahrhunderts und als einer der »Väter« der modernen Medizin bekannt, vertraute bei der Heilung von Krankheiten hauptsächlich auf die Naturheilkraft, die er den »inneren Arzt« nannte. Er lobte in diesem Zusammenhang die Lavendelblüten als bewährtes Nervenheilmittel.

Lavandel ist auch ein sonderliche nutzliche Hülff der vollen Brüder / wann ihnen des Morgens das Hirn umlaufft / das Haubt damit bestrichen / in die Nasen gezogen / und die Schläff wohl damit gerieben.

Im 16. und 17. Jahrhundert – einer Zeit mangelnder Hygiene – kam es in Mode, die üblen Körpergerüche mit Duftwässern zu übertünchen. Der würzig-frische Duft des Lavendels lag im Trend, und in Paris eröffneten erste Parfumläden.

– Hier habt ihr Blumen!
Lavendel, Münze, Salbei, Majoran;
Die Ringelblum', die mit der Sonn' entschläft
Und weinend mit ihr aufsteht: das sind Blumen
Aus Sommersmitt' und die man geben muß
Den Männern mittlern Alters: seid willkommen![2]

Oh, sweet lavender...

Der 8. Oktober 1792 wird als »Geburtsstunde« des Echt Kölnisch Wasser bezeichnet, jenes berühmten Duftwassers aus Köln, das damals *aqua mirabilis* genannt wurde und unter anderem auch Lavendel enthält. An jenem Tag heiratete nämlich der junge Kaufmann Wilhelm Mühlens und bekam aus diesem Anlaß von einem Kartäusermönch die geheime Rezeptur des Wassers geschenkt. Schon bald ging es in Produktion, und jedem Fläschchen lag ein sogenannter »Wasserzettel« bei, auf dem die Wirkung des Heilwassers bei Kopfschmerzen und übermäßigem Herzklopfen gepriesen wurde.

Im Jahre 1810 erließ Napoleon Bonaparte jedoch ein Dekret, mit dem die Preisgabe der Rezepturen für Arzneimittel verlangt wurde. Dazu konnte sich die Firma Mühlens nicht überwinden – und warb seither für Kölnisch Wasser nicht mehr als Heilmittel, sondern verlieh ihm ein neues Image als belebendes Duftwasser. Napoleon selbst soll übrigens von diesem Wasser derart begeistert gewesen sein, daß er sich regelmäßig damit übergoß ...

In Schweden ist das Lavendelöl – mit Alkohol auf Zucker eingenommen – als Belebungsmittel bekannt. Und in Rußland nimmt man es schon lange gegen Blähungen und Magenbeschwerden ein.

Lavendelblüten als Konservierungsmittel: Der Stinkmarin, ein kleines Tier aus der Familie der Eidechsen, wurde zu Beginn des 19. Jahrhunderts in südlichen Ländern als Aphrodisiakum und stark wirkendes Mittel bei verschiedenen Krankheiten gepriesen. Er wurde eifrig gefangen, ausgeweidet und zur Konservierung in Lavendelblüten gebettet. Lange Zeit durfte der Stinkmarin in keiner Apotheke fehlen.

Schon seit dem Mittelalter gab es auch in England große Lavendelkulturen. Als anerkanntes Stärkungsmittel genoß man Brandy oder Gin, worin man die Blüten der blauen Blume hatte ziehen lassen. Die englische Familie Yardley unterhielt im 18. Jahrhundert in London eine blühende Seifen- und Parfumfabrik, und ihr berühmtes Lavendelwasser war ein großer kommerzieller Erfolg – nicht zuletzt deshalb, weil Queen Victoria eine begeisterte Anhängerin des Duftes war.

Angebaut wurde der Lavendel bis zum 19. Jahrhundert auf

großen Feldern in Mitcham / Surrey, heute ein Vorort von London. Damals erntete man die Pflanzen noch mit der Hand und brachte sie auf Schubkarren zur Destillation. Dabei erklang immer wieder das Lied:

Come buy! Come and buy my sweet lavender!
Only two bunches for a penny!
(Kommt und kauft meinen süßen Lavendel!
Zwei Bund für nur einen Penny!)

Heute erinnern noch viele Straßennamen in London an Mitchams blaue Felder – Lavender Street, Lavender Hill, Lavender Avenue und so fort. Angebaut wird der Lavendel inzwischen in großem Stil in Lincolnshire, Norfolk, Suffolk, Cambridgeshire und Kent. Dort werden Lavendelseife, -shampoo, -öl und -badezusätze hergestellt und zum Teil in die USA exportiert – unter dem alten Namen Mitcham-Lavendel.

Aus einem alten Jahreskalender:
Der wilde Lavendel ist warm und trocken und seine Wärme gesund. Und wer Lavendel mit Wein kocht oder, wenn er keinen Wein hat, mit Honig und Wasser kocht, und so oft trinkt, der mildert den Schmerz in der Leber und in der Lunge und die Dämpfigkeit in seiner Brust, und er bereitet [sich] reines Wissen und einen reinen Verstand.

In der Umgebung von Wien wurde im vergangenen Jahrhundert Lavendel in so großem Stil angebaut, daß man in Österreich die Einfuhr von englischem Lavendel sehr bald einschränkte. Auch in Wien zogen die sogenannten »Lavendelweiber« von Haus zu Haus und boten die frischgeernteten blauen Büsche an.
Zu Beginn des 19. Jahrhunderts dufteten die Damen des Biedermeier ebenfalls nach Lavendel und pflegten ihre Wäsche damit zu parfümieren. In vornehmeren Haushalten wurden die Dienstmädchen dazu angehalten, beim Bügeln immer eine

Schale mit Wasser und einem kleinen Lavendelzweig bei sich zu haben. Damit besprühten sie die Wäsche, die folglich nicht nur glatt wurde, sondern gleichzeitig auch duftete. Man mischte auch Lavendelblüten mit Rosenblättern, anderen Kräutern, Gewürzen und Kochsalz und streute dieses »Potpourri« auf den warmen Ofen. So war der Raum in kurzer Zeit von einem angenehmen Duft erfüllt.

Bekanntermaßen schritt im vergangenen Jahrhundert die Entwicklung von synthetischen Medikamenten rasant voran, und die Naturheilkundler wurden schon bald von den modernen Ärzten als nicht mehr zeitgemäß und unprofessionell abqualifiziert. Manche Wissenschaftler machten sich jedoch die neuen labortechnischen Möglichkeiten zunutze, um traditionelle Heilpflanzen – unter anderem natürlich auch den Lavendel – auf ihre nachweisbaren Wirkstoffe zu untersuchen. So belegen zum Beispiel Studien aus den achtziger Jahren des vergangenen Jahrhunderts, daß Drüsen- und Gelbfiebererreger auf Lavendelöl empfindlich reagieren und daß dieses – wie viele andere ätherische Öle auch – antiseptisch wirkt.

Auch Sebastian Kneipp, der »Erfinder« der Wasserkuren, schwor auf die Heilkraft des Lavendels und empfahl, bei Appetitlosigkeit, Blähungen oder »Blutandrang zum Kopfe« zweimal täglich fünf Tropfen Lavendelöl auf einem Stückchen Zucker einzunehmen.

Neue Ehren für eine alte Pflanze

In den zwanziger Jahren erforschte der französische Chemiker René-Maurice Gattefossé – den man als den Begründer der Aromatherapie kennt – die Heilwirkung ätherischer Öle. Er hatte schon immer eine Vorliebe für Lavendel gehegt und erfuhr die Heilkraft dieser Pflanze sogar am eigenen Leib: Er verbrannte sich eines Tages bei einem Experiment die Hand und tauchte sie, ohne lange nachzudenken, in ein Gefäß mit Lavendelöl. Erstaunt konnte er feststellen, daß nicht nur die Schmerzen sofort nachließen, sondern daß die Wunde auch ohne Komplikationen in kurzer Zeit verheilte.

Dieses Ereignis wird gemeinhin als die Geburtsstunde der modernen Aromatherapie bezeichnet, da Gattefossé in diesem Zusammenhang die Heilkraft von ätherischen Ölen entdeckte.

Einige Kräutermischungen mußten noch in den dreißiger Jahren laut Deutschem Arzneibuch in jeder Apotheke vorrätig sein. Zu diesen Gemischen zählten auch die *species aromaticae,* die »gewürzhaften Kräuter«. Diese Mischung wurde aus je zwei Teilen fein zerschnittener Pfefferminzblätter, Quendel, Lavendelblüten, Thymian und je einem Teil fein zerschnittener Gewürznelken und grob gepulverter Kubeben zusammengestellt.

Heutzutage stehen die Menschen der Vielzahl der Medikamente, die von den Ärzten verordnet werden, schon wieder skeptisch, wenn nicht gar ablehnend gegenüber. Vielfach werden alternative Heilpraktiken angewendet, von denen sich etliche die Kraft und die Wirkstoffe der Pflanzen zunutze machen – zum Beispiel die Anthroposophische Medizin, die Aromatherapie, die Bach-Blütentherapie, die Homöopathie und so weiter.

Auch der Pflanze, der dieses Buch gewidmet ist, kommt bei all dem eine große Bedeutung zu. Zwar ist Lavendel kein Wundermittel, mit dem Sie alle möglichen ernsthaften Erkrankungen heilen können. Er besitzt jedoch erstaunliche Wirkstoffe, die imstande sind, diverse Beschwerden zu lindern – allein, und viel effizienter noch in Kombination mit den Wirkstoffen anderer Kräuter und Pflanzen.

Und selbst wenn Sie lieber der sogenannten Schulmedizin vertrauen, so tun Sie Ihrem Körper doch etwas Gutes, wenn Sie die von Arzt oder Ärztin empfohlene Therapie mit den Heilkräften der Natur unterstützen.

Lesen Sie in den folgenden Kapiteln zunächst über die Besonderheit des Lavendels, über seine Herkunft, welche Lavendelzubereitungen angeboten und wie diese angewendet werden.

Wir stellen Ihnen Rezepte vor, die Lavendel enthalten und Ihnen helfen werden, Beschwerden zu lindern und Ihre Schönheit und Gesundheit zu pflegen.

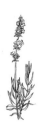

Die Pflanze kennen: Botanik, Heilkraft und Herkunft

In Deutschland ist der Lavendel eine beliebte und bekannte Pflanze. Wegen seines Duftes wird er häufig in Gärten und Parkanlagen angepflanzt. Doch seine wahren Wurzeln liegen, wie Sie schon wissen, in den sonnigen Ländern des Südens.

Sonne und Bergheiden: Wo der Lavendel sich wohl fühlt

Bis heute sind die westlichen Mittelmeerländer, besonders natürlich die südfranzösische Provence, die bekanntesten Anbaugebiete des Lavendels. Hier haben sich wohl auch die ersten Wildformen entwickelt, wenn auch einige Biologen meinen, der Lavendel komme ursprünglich aus Persien. Auf Feldern mit gewaltigen Ausmaßen wiegt er sich im Wind wie Wellen auf hoher See. Jede einzelne Blüte gibt dabei einen winzigen Hauch ihres duftenden Schatzes frei und lädt die Bienen ein, ihre Pollen davonzutragen.

Daß der Lavendel sich dort so wohl fühlt, ist nicht verwunderlich. Die feuchtwarmen Lebensräume rund um das Mittelmeer blieben von den Eiszeiten verschont und brachten dadurch eine beeindruckend artenreiche Pflanzenwelt hervor. Die mediterranen Felsheiden an den sonnigen, meist trockenen und kalkhaltigen Berghängen sind reich an bunten, Wohlgeruch verbreitenden Gewächsen.

Zur Vielfalt der Lavendelduftnoten:
... so riecht ein Öl aus dem Anbaugebiet Apt deutlich nach Champignons, ein Öl aus Diois erinnert an Reinetteapfel, Öle des Gebietes Luberon haben einen grün-blumigen Ton ...[3]

In dieser Flora ist die Familie der Lippenblütler formenreich vertreten, zu der auch der Lavendel gehört. Man erkennt die Lippenblütler neben der Blüte an ihren vierkantigen Stengeln, gegenständigen Blättern und – ganz charakteristisch – an ihrem besonders aromatischen Duft. Denn sie alle verfügen über Drüsen, die ätherische Öle erzeugen.

Der Gehalt an ätherischen Ölen hat vielen südlichen »Familienmitgliedern« einen festen Platz in Küche und Heilkunde gesichert, ob es nun Basilikum, Bohnenkraut, Ysop, Rosmarin, Thymian, Zitronenmelisse oder Minze ist. Aber auch bei uns heimische Pflanzen zählen dazu, wie beispielsweise Quendel, Günsel, Taubnessel, Ziest oder Gamander.

In der Mittelmeerregion fallen im Herbst und im Frühjahr reiche Niederschläge, die Winter sind mild und frostarm. Dies ist ein idealer Lebensraum für immergrüne Gehölze – zu denen auch der Lavendel gehört –, die allerdings wegen der langen, trockenen Sommer Schutzmechanismen gegen Wasserverlust und allzu starke Lichteinwirkung ausbilden mußten. Ihre Blätter sind meist klein und saftarm und fühlen sich ledrig an. Die Wurzeln breiten sich stark aus, um trotz Wasserarmut eine ausreichende Feuchtigkeitsaufnahme zu gewährleisten.

Die Hochprovence – Symbiose von Lavendel und Imkerei

Zu Beginn des 20. Jahrhunderts war die Bevölkerung Südfrankreichs durch eine dramatische, jahrzehntelange Landflucht stark ausgeblutet. Karge, trockene Böden verhießen keine fruchtbare Landwirtschaft; die Menschen wanderten daher in die Fabriken in den Städten ab. In den zwanziger Jahren war zum Beispiel das Plateau de Valensole eine verödende Landschaft zwischen wildwachsenden Mandelbäumen und versteppenden Getreidefeldern.

In jener Zeit begann man, den Lavendelanbau als Mittel gegen die Entvölkerung und Verödung des ländlichen Raumes zu entwickeln. Da sie ein zusätzliches Einkommen neben der Viehzucht versprach, war diese Idee durchaus willkommen, während die natürlichen Bedingungen günstiger nicht hätten sein können. Man besann sich also auf die Tradition der Region, die seit Menschengedenken ein klassisches Kräuteranbau- und Sammelgebiet war.

In der Blumensprache bedeutet Lavendel »Mißtrauen« – vielleicht den Schlangen gegenüber, die sich in der Provence gern in die Lavendelfelder legen?

Bis dahin hatte man den Lavendel ausschließlich wild gesammelt. Nun begann man, ihn systematisch anzubauen; die Verfahren verbesserten sich ständig. Die traditionellen Schaf- und Ziegenherden unterstützten das ökologische Gleichgewicht. Sie verabscheuen den Lavendel, fressen aber gern das Unkraut in den Furchen.

Die Bienen hingegen lieben den Lavendel. Sie sind in der Provence sehr zahlreich, und eine weitere Spezialität der Region ist naheliegenderweise der Lavendelhonig. Die Imkerei ist jedoch lediglich ein Nebenerwerb der Bauern.

Während der Blüte ist der Lavendel fast ständig von zahllosen Insekten umschwirrt. Das tiefe Summen der Bienen über den Lavandinfeldern erfreut das Ohr des Lavendelbauern besonders – weiß er doch, daß sie beim Nektarsammeln einen Sekretionsstopp bei der Pflanze auslösen: Diese kann die eingesparte Nektarmenge nutzen, um mehr ätherisches Öl zu produzieren. In guten Bienenjahren liegt die Ölausbeute um bis zu 15 Prozent über dem Durchschnitt.

In den Nachkriegsjahren wuchs plötzlich die Beliebtheit von Parfums und Duftstoffen aller Art. In der Stadt Grasse entwickelte sich eine Parfumindustrie, die heute nach Umsätzen die bedeutendste der Welt ist. Frankreich ist führend in der Produktion von Lavendel, in der Provence werden 60 Prozent der französischen Gesamternte erzeugt.

Um 1930 züchtete man den ersten Lavandin, eine Kreuzung zwischen wilden Lavendelpflanzen, die weit mehr ätherisches Öl erzeugt. Der Lavandin wurde bald systematisch angebaut und drängte den wilden Lavendel stark zurück. Die Landschaft veränderte sich angesichts der industriellen Nutzung des Kräuteranbaus nachhaltig, und die umherwandernden Schaf- und Ziegenherden verschwanden nach und nach. Trotz wiederholter Krisen durch die Konkurrenz importierter oder künstlicher Essenzen ist der Lavendelanbau in Südfrankreich heute immer noch ein stabiler Wirtschaftsfaktor.

Bei der Lavendelernte wird nur ein kleiner Teil der Pflanze für Kosmetik oder Medizin verwendet: Aus den restlichen Pflanzenteilen, die in erheblichem Umfang anfallen, wurden Produkte entwickelt, die neue Märkte erschließen konnten. So werden beispielsweise Wärmeisolierungen aus »Lavandinstroh« hergestellt, es wird Baumaterialien aus Tonerde beigemengt, zu Preßspanplatten und zu Schleifmittel für Maschinen, aber auch zu Tierfutter verarbeitet.

Lavendel in aller Welt

Der Lavendel hat im Laufe der Geschichte Höhen und Tiefen der Beliebtheitsskala durchlaufen. Wechselnde Moden brachten es mit sich, daß er an teilweise exotisch anmutenden Orten angebaut wurde.

In wärmeren Regionen beheimatet, ist er eigentlich nicht für kühle Klimazonen geeignet. Dennoch erwiesen sich einige Sorten auch als winterhart. Sie überlebten im Mittelalter nicht nur den Weg über die Alpen mit Erfolg, sie konnten sogar bis hinauf ins nordnorwegische Trondheim kultiviert werden.

Im 18. und 19. Jahrhundert gab es in Laubenheim bei Bad Kreuznach im Hunsrück einen Berg, der so reich mit Lavendel bewachsen war, daß er kurzerhand »Lavendelberg« hieß. Wie der Lavendel hierherkam, ist ungewiß. Vielleicht aus den Klostergärten der Hildegard von Bingen, die unweit lebte? 1857 schrieb ein regionaler Archivar schließlich, daß der Lavendel auf diesem Berg seit 1840 ganz ausgerottet sei: Die armen Leute hatten die Lavendelstöcke zum Heizen benutzt. Die Berghänge wurden anschließend mit Weinreben bepflanzt, der Lavendel überlebte nur vereinzelt. Ein weiterer Archivar schrieb 1904: »Das letzte Exemplar wurde am 23.06.1888 durch einen Wolkenbruch fortgeschwemmt.« Er wäre heute sicher glücklich zu sehen, daß der Lavendel wieder in unsere Gärten zurückgekehrt ist.

Der Lavandin wird als wirtschaftlich ergiebigste Sorte des Lavendels inzwischen an vielen Orten der Welt angebaut – so beispielsweise in Italien, Spanien, Dalmatien, Bulgarien, Ungarn, Rumänien und sogar in Großbritannien, aber auch in Argentinien, auf der Krim und im fernen Tasmanien. Doch nicht alle Öle aus diesen Anbaugebieten genügen den Anforderungen des Deutschen Arzneibuchs.

Lavendel im heimischen Garten

Lavendel bereichert jeden Garten. Die anspruchslosen Halbsträucher erfreuen uns im Sommer mit ihrem Duft und ihrer Farbenpracht, während im Winter die immergrünen, silbergrauen Blättchen die ansonsten kahlen Beete mit ein wenig Farbe beleben.

Hinweis: Besonders beliebt sind Lavendelsträucher in Rosenbeeten. Zum einen ergänzen ihre zarten Blüten die Rosen um feine Farbtupfer, und zum anderen hält der Duft des Lavendels die Blattläuse fern. Auch die Ameisen meiden den Lavendel.

In unseren Breiten gedeiht der Lavendel an besonders warmen und sonnigen Standorten. Er braucht unbedingt leichten Boden ohne Staunässe: Lavendel ist zwar eine ziemlich robuste Pflanze, die Wind und Wetter trotzt, doch nasse »Füße« bringen sie um. Mischen Sie dem Boden vor dem Pflanzen einige Eimer Sand bei. Der Lavendel wird es Ihnen durch besseren Wuchs danken.

Halten Sie einen Pflanzabstand von mindestens 60 Zentimetern ein. Der Strauch wird relativ groß und wirkt am besten, wenn er sich ungestört zu der für ihn typischen Halbkugel entwickeln kann.

Die im Fachhandel angebotenen Sorten sind in der Regel Züchtungen, die den klimatischen Bedingungen in unseren Breiten angepaßt sind. Sie können Pflanzen in allen Farbschattierungen zwischen einem tiefen Dunkelviolett und Blaßrosa erstehen. Achten Sie beim Kauf darauf, daß die angebotenen Sorten winterhart sind.

Bei der Pflege sollten Sie folgendes beachten:
- frisch gesetzte Pflänzchen von Unkraut frei halten
- im Frühjahr in trockenen Perioden vorsichtig gießen – jetzt bilden sich die neuen Triebe
- nach dem letzten Frost, etwa im April, säubern und alte oder zu dicht stehende Triebe beschneiden

- im Sommer keinesfalls gießen
- nach der Blüte bzw. Ernte im August zurückschneiden
- erst im fortgeschrittenen Alter düngen.

Wenn Sie Lavendelblüten trocknen möchten, können Sie sie zu kleinen Büscheln binden und diese mit dem Kopf nach unten an einen schattigen und gut belüfteten Ort hängen. Trocknen Sie die Blüten nicht in der prallen Sonne, denn dann verlieren sie ihren Duft.

Der Duft hat viele Namen
Im Laufe der Jahrhunderte kursierten viele Namen und Bezeichnungen für die verschiedenen Lavendelarten.
Die Bedeutung des Wortes »Lavendel« ist wohl vom lateinischen *lavare*, »waschen«, abzuleiten; im alten Rom pflegte man nämlich das Badewasser mit Lavendelblüten zu parfümieren. Spik beziehungsweise Spicanard wiederum kommt vom lateinischen *spica*, »Ähre«. Hier wird auf den ährenähnlichen Blütenstand der Pflanze angespielt.
Im Althochdeutschen kannte man den Lavendel als *lavendele* oder *lavendla*. Im Mittelhochdeutschen ist daraus *laubangel*, *lauvendla* oder *lobendel* geworden. Doch auch die Bezeichnung *spicuard* war inzwischen aus dem südeuropäischen Raum in den Norden gewandert und hatte sich dort eingebürgert.
Die geschichtliche Sprachentwicklung hat die Namen weiter verändert, bis hin zu den Bezeichnungen, die wir heute kennen. Im Schweizer Kanton Bern wird der Lavendel liebevoll *Balsamblümli* genannt, in St. Gallen *Flanderli*.

Zierde einer duftenden Familie

Der Lavendel gehört im botanischen Ordnungssystem zur großen Familie der Lippenblütler, lateinisch *Labiatae* genannt. Wie der Name schon sagt, erinnern die Blüten dieser Pflanzen entfernt an geöffnete Lippen.

Nach jahrhundertelangen Bemühungen um Zucht und Auslese zeigen die Lavendelblüten heute vielfältige Farbschattierungen zwischen einem hellen Rosa- bis Fliederton über Purpur bis hin zu tiefem Blauviolett. Das Kräuterhandbuch der britischen »Royal Horticultural Society«, einer der ersten Adressen für Gartenbaukultur weltweit, weist immerhin 26 verschiedene Lavendelarten auf, die sich in Größe, Farbe und Form voneinander unterscheiden. Die einzelnen Blüten der Ähren sitzen teils dicht beieinander, teils großzügig am Stengel verteilt.

Doch all diese Arten gehen auf die wilden Lavendelpflanzen zurück, die in unterschiedlichen Höhenlagen im Mittelmeerraum gedeihen.

Pflanzensteckbrief

Botanische Bezeichnung: *Lavandula*, gehört zur Familie der *Labiatae,* d. h. Lippenblütler.

Weitere Bezeichnungen: Im Handel zwar noch gebräuchlich, aber inzwischen veraltet sind die lateinische Beifügung für kultivierte Arzneipflanzen, *Lavandula officinalis*, sowie die lateinische Bezeichnung für die wildwachsende Art, *Lavandula vera*.

Volkstümliche Bezeichnung: Narde, Speik, Spieke, Spicanard, Arabischer Stöchas, Stöchaskraut, Tabaksblüten, römischer Thymian, welscher Kümmel, Zöpfli.

Pflanzenbeschreibung: Der Lavendel mit seinen an der Basis verholzenden Trieben zählt zu den Halbsträuchern. Die Sträucher wachsen bis zu 50 Zentimeter, gelegentlich bis zu 80 Zentimeter hoch; in der Form gleichen sie Halbkugeln. Von stark verzweigten Ästen gehen aufrecht emporstrebende, vierkantige Stengel ab, die bis zu 60 Zentimeter hoch werden und mit zahlreichen gegenständig angeordneten und sehr schmalen Blättern besetzt sind. Die Blätter sind sehr klein, gleichen kleinen Lanzetten und haben einen glatten, teils zurückgerollten Rand. Beim heranwachsenden Strauch sind die Blätter zunächst silbriggrau, in späteren Jahren werden sie dann grün. Die unteren Blätter des Strauchs zeigen eine silbrige Behaarung. Sechs bis zehn Blüten umgeben den Stengel in Quirlen, die eine endständige Blütenähre bilden.

Blütezeit: Juli bis August.

Vorkommen: Von den Kanarischen Inseln über das gesamte Mittelmeergebiet bis nach Vorderindien.

Anbaugebiete: Vorwiegend Frankreich, Spanien, Rußland, Ungarn, Bulgarien und England, aber auch Tasmanien und die USA.

Standort: Lavendel ist anspruchslos, aber wärmeliebend. Er bevorzugt trockene, leichte, kalkhaltige Böden. Diese müssen allerdings über eine ausreichende Untergrundfeuchtigkeit verfügen.

Inhaltsstoffe: Um zu erklären, wie das Lavendelöl wirkt, sind Kenntnisse über seine chemische Zusammensetzung nötig: Die jeweils besondere Zusammensetzung dieser Inhaltsstoffe entscheidet über die Wirksamkeit der verschiedenen angebotenen Lavendelöle, die noch vorgestellt werden.
Die wichtigste Stoffgruppe in ätherischen Ölen insgesamt beinhaltet die sogenannten *Terpene* – Kohlenwasserstoffe, die in unterschiedlichen Zusammensetzungen auftreten. Sie sind in Wasserdampf löslich und riechen charakteristisch. Das ätherische Öl in den Blüten und Blättern des Lavendels enthält vorwiegend die Untergruppe der Monoterpene, darunter insbesondere Linalool (Anteil etwa 1 bis 2 Prozent).
Des weiteren ist es reich an Linalylacetat (30 bis 60 Prozent), das der Stoffgruppe der *Ester* zugerechnet wird, die ebenfalls

zu den Terpenen zählen. Ester entstehen durch Verbindung eines Alkohols mit einer Säure und werden als Duftstoffe genutzt.

Zudem sind *Gerbstoffe* enthalten, die Blutkapillaren verdichten und angegriffene Schleimhäute festigen können. Sie schützen infolge ihrer chemischen Wirkung vor allem vor bakterieller Beanspruchung.

Flavonoide bilden bei den höheren Pflanzen, so auch beim Lavendel, die Farbe aus. Es gibt wasserlösliche und fettlösliche Flavonoide, letztere treten in ätherischen Ölen als nicht flüchtige Teile auf. Ihnen wird eine krampflösende Wirkung, aber auch eine positive Wirkung bei Gefäßschäden zugerechnet.

Ferner enthält der Lavendel Cumarin, einen pflanzlichen Riechstoff, der den *Glukosiden* zugerechnet wird – das sind ätherartige Verbindungen, die die Pflanzen aus Zucker bilden. Cumarin gibt vor allem dem Waldmeister seinen charakteristischen Duft. In hohen Dosen kann es Benommenheit auslösen.

Lavendelöl enthält darüber hinaus in Spuren weitere Wirkstoffe, die – sofern sie zum Tragen kommen – mit den einzelnen Arten der Pflanze nachfolgend vorgestellt werden.

Heilwirkungen – Deutsches Arzneibuch (DAB): Sowohl die Blüten als auch das Öl wirken sehr sanft, deshalb eignet sich der Lavendel hervorragend zur Kombination mit anderen Heilpflanzen. Da über die Wirkung des Lavendels auf körperliche Prozesse wenige gesicherte Untersuchungen vorliegen, stützt sich das Bundesgesundheitsamt vorwiegend auf die Erfahrungen der Naturheilkunde. Unter dem Stichwort Anwendungsgebiete heißt es auf dem Beipackzettel der Standardzulassung:

· Befindensstörungen wie Unruhezustände
· Einschlafstörungen
· Appetitlosigkeit
· funktionelle Oberbauchbeschwerden (nervöser Reizmagen, Meteorismus – also Blähungen –, nervöse Darmbeschwerden).

Die Kommission E, die im Auftrag des Bundesgesundheitsamtes Monographien für alle Heilkräuter erstellt, fügt hinzu, Lavendelbäder seien hilfreich bei

- funktionellen Kreislaufbeschwerden.

Heilwirkungen – Naturheilkunde: Die pharmazeutischen Handbücher verweisen auf die traditionelle Verwendung des Lavendels in der Volksmedizin. Lavendel ist ein altbewährtes Hausmittel bei

- Krämpfen
- Migräne
- Asthma bronchiale
- rheumatischen Beschwerden
- Unruhe
- Verspannungen
- Erschöpfungszuständen
- Einschlafstörungen sowie
- schlecht heilenden Wunden.

Nebenwirkungen: Bei der Verwendung von Lavendelblüten – keine. Bei der Verwendung von ätherischen Ölen – je nach Sorte. Vorsicht bei innerlicher Anwendung. Größere Gaben, das sind Mengen ab etwa einem Gramm, können neben Reizerscheinungen im Verdauungstrakt zu Benommenheit und Bewußtseinsstörungen führen.

Weitere Wirkung: Geruchs- und Geschmacksverbesserer.

Die Kinder der Lavendelfamilie

Lavendel ist nicht gleich Lavendel. Von der Vielzahl der Lavendelarten war schon die Rede – vier Arten stechen besonders hervor, die als Heil- und Duftpflanze bevorzugt gezogen und kultiviert werden:

- der Echte Lavendel, auch Kleiner Speik genannt – *Lavandula angustifolia*
- der Speiklavendel, auch Großer Speik genannt – *Lavandula latifolia*
- der Schopflavendel – *Lavandula stoechas*
- der Lavandin.

Historische Kräuter- und Pflanzenbücher geben Auskunft darüber, daß auch die Kräuterkundigen der frühen Neuzeit stets bemüht waren, die Pflanzen botanisch zu ordnen. So unterscheidet Leonhard Fuchsen 1543 in seinem *Neu Kreuterbuch* zwischen Lavendel und Spicanarden. In D. Jacobi Theodoris *Kräuter-Buch* von 1731 findet sich auch das Stoechaskraut, er setzt jedoch Spicanard und Lavendel gleich.

Lavandula angustifolia: Violettes Juwel sonniger Berghänge

Der Echte Lavendel wächst sowohl wild als auch in Kultur. Schon in der Antike war diese Pflanze bekannt – sie wird in allen historischen Arzneibüchern erwähnt.

Wild gedeiht der Echte Lavendel auf den nährstoffarmen Böden in 1000 bis 2000 Meter Höhe. Nur wenige Berge in Südfrankreich erreichen diese Höhe, vorwiegend die Montagne de Lure und das Plateau de Contadour. Im Hochsommer, zur Zeit der Lavendelblüte, ziehen die Sammler zu Fuß in die Berge und schneiden in der Glut der Mittagshitze Stengel und Blüten mit einer Handsichel ab.

Das ätherische Öl, das aus der wilden Lavendelpflanze gewonnen wird, ist das wertvollste unter den Lavendelölen. Die Ausbeute an Öl ist im Vergleich zu den anderen Arten relativ gering. Um ein einziges Kilogramm ätherischen Öls zu destillieren, sind mehr als 150 Kilogramm Blütenrispen notwendig. Ihr Öl ist ganz besonders wegen seines milden und farbigen Aromas beliebt.

Es enthält weniger Kampfer als seine nahen Verwandten, der Duft ist weniger durchdringend; zudem ist es weitgehend frei von Pestizid- und Giftrückständen.

Im Handel wird das Öl des wilden Lavendels als *Lavendel extra* angeboten. Allerdings werden Sie es nur schwer bekommen und wahrscheinlich einen echten Liebhaberpreis akzeptieren müssen. Als Gegenwert erhalten Sie das Lavendelöl mit der höchsten Heilkraft.

Die kultivierte Schwester des Echten Lavendels wird in geringerer Höhe angebaut: in etwa 600 bis 1 000 Meter Höhe in den Departements Drôme, Vaucluse oder Alpes de Haute-Provence. Die Ölausbeute dieses Heillavendels ist nicht wesentlich höher als die der Wildform. Um ein Kilogramm des ätherischen Öls zu gewinnen, sind etwa 130 Kilogramm pflanzlicher Substanz notwendig. Das ist zwar immer noch eine gewaltige Menge, aber sie ist natürlich in den Anbaugebieten leichter zu ernten als zu Fuß in höheren Gebirgslagen. Deshalb ist dieses Öl, als *Lavendel fein* gehandelt, auch sehr viel preiswerter zu erstehen.

Je höher die Lage, desto geringer der Einsatz an Pestiziden. Man unterscheidet zwischen »Lavendelöl 40/42 Mont Blanc« und – aus exklusiverer Lage – »Lavendelöl 50/52 Barrême«. Die Zahlen stehen für den Estergehalt der Öle, der ihre Qualität bestimmt. Öle mit einem Estergehalt unter 30 Prozent gelten als minderwertig.

Für medizinische Zwecke und in der Aromatherapie haben sich diese Öle bewährt. Es sind die allgemein gebräuchlichen Öle, die Sie in der Regel auch in Ihrer Apotheke erhalten.

Lavandula latifolia: Der Große Speik

Wohl jeder kennt die wunderbare Speikseife, die ihren Duft dem Speiklavendel verdankt; man nennt diesen auch Großen Lavendel oder Speiknarde. Die wissenschaftliche Bezeichnung *Latifolia* verweist auf die etwas größeren Blätter dieser Pflanze, doch auch das Gehölz des Halbstrauchs wächst stärker. Insgesamt ist der Speiklavendel der stattlichste Vertreter unter den Lavendelpflanzen.

Im Französischen heißt die Pflanze *Lavande Aspic,* und man erzählt sich in der Provence, daß sie ihren Namen den Nattern – französisch *aspics* – verdankt, die gern in ihren Sträuchern Zuflucht suchen.

Der Speik wächst in Lagen unterhalb von 600 Metern und ist sehr genügsam, was den Boden angeht; aber er liebt die Sonne. Deshalb findet man ihn ausschließlich an den Südhängen der spanischen und südfranzösischen Kalksteinvorgebirge sowie teils auch im Balkan. In Nordeuropa ist diese Art nur schwer zu ziehen.

Der Speik blüht erst im August. Der Duft der graublauen Blüten sticht förmlich in die Nase, er mutet fast ein wenig streng an. Dies ist auf den hohen Kampfergehalt des ätherischen Öls zurückzuführen, das als Spiköl bezeichnet wird. Was den Duft beeinträchtigt, fördert andererseits die Heilwirkung dieses Öls: Der Kampfer erhöht seine antimikrobakterielle Wirkung. Das Öl des Speiklavendels hat eine stark auswurffördernde Wirkung, die die Therapie von Bronchialerkrankungen oder Streptokokkeninfektionen sehr günstig unterstützt; es ist zudem ein wirksames Mittel bei Raucherhusten. Während der sechziger Jahre war das Öl des Speiklavendels als probates Mittel bei Lungentuberkulose bekannt, denn es hemmt nachweislich das Wachstum der Tuberkelbakterien. Heute wird es allerdings nicht mehr gegen Tuberkulose eingesetzt.

Die etwas schärfere Duftnote des Großen Speiks findet auch in der Parfumindustrie durchaus Anerkennung und aromatisiert Toilettenartikel ebenso wie Produkte zur Verbesserung der Raumluft. In Spanien schätzt man besonders die insektenabwehrende Wirkung dieser Duftnote, die deshalb nicht nur Raumsprays, sondern auch Möbelpolituren zugesetzt wird.

Spiköl wird nicht nur medizinisch und kosmetisch genutzt, sondern auch als Lösungsmittel in der Porzellanmalerei. So fügt man ihm beispielsweise Goldstaub bei. Das »goldene Öl« wird dann auf das Porzellan aufgetragen und eingebrannt. Dieses Öl verbrennt rückstandsfrei und läßt das Gold unlöslich auf dem Porzellan zurück.

Lavandula stoechas: An des Meeres Gestaden

Die dritte bekannte Art des Lavendels ist der Schopflavendel. Die Franzosen nennen ihn *Lavende maritime*, denn er wächst am Fuße der Berge in der Nähe des Meeres. Der Schopflavendel liebt sandige Böden, Kalk hat er hingegen gar nicht gern. Wild wächst er von Portugal und dem Nordosten Spaniens bis nach Griechenland. Er wird nicht sehr groß, nur etwa 20 bis 40 Zentimeter hoch; seine violett-rosafarbenen Blüten duften sehr intensiv. Kultiviert wird er vorwiegend als Zierpflanze: Der Anbau ist nicht ganz einfach, erst nach einigen Jahren steht die Pflanze in voller Blüte. In größerem Umfang wird der Schopflavendel nur im westlichen Indien angebaut.
Bei uns ist diese Art des Lavendels auch als arabischer oder welscher Lavendel bekannt.

Der bereits erwähnte griechische Arzt Dioskurides leitet den Namen *Lavandula stoechas* von den Stoichaden ab, den Isles d'Hyères vor Toulon. Heute nimmt man jedoch an, daß die Inseln wohl eher nach der dort häufig vorkommenden Pflanze benannt wurden.

Ihren hiesigen Namen, Schopflavendel, hat diese Lavendelart wohl erhalten, weil ihre schmalen grünen Hochblätter und die etwas größeren Blüten die Pflanze ein wenig zerzaust wirken lassen. Zudem verbreitet sie einen eher herben Duft, der wie beim Speik durch einen hohen Kampfergehalt geprägt wird.

In der Volksmedizin setzt man das Öl des Schopflavendels gegen Lungen- und Magenleiden sowie bei Asthma ein. Als ätherisches Öl mit Hilfe einer Duftlampe in die Raumluft verteilt, dient es der Vorbeugung gegen Erkältungskrankheiten.

Adam Lonicero wußte im 16. Jahrhundert in seinem *Kreuterbuch* über das Stoechaskraut zu sagen:
Ist ein wolriechende Blum, dem bloeden Schwindel im Gehirn sehr nützlich.

Lavandin: Ein Kind der Bienen

Auf wahrhaft poetische Weise ist eine weitere Lavendelart entstanden, der Lavandin. Die den Lavendel unermüdlich umschwirrenden Bienen trugen den Blütenstaub von Echtem und Speiklavendel durch die Lüfte von Pflanze zu Pflanze und riefen eine dritte Art ins Leben, eine Kreuzung zwischen beiden. Die provençalischen Bauern mögen zunächst überrascht gewesen sein, als sie diese Hybride entdeckten; 1927 stellte man in den Laboratorien der Parfumindustrie in Grasse zweifelsfrei fest, daß es sich bei dieser Pflanze um eine Kreuzung handelt – folgerichtig heißt sie in der Region *Lavande bastarde*. Der wissenschaftliche Name ist etwas freundlicher: *Lavandula intermedia* oder auch einfach *Lavandula hybrida*.

Wild kommt der Lavandin dort vor, wo auch die Elternpflanzen wild wachsen. Die Pflanze ist sehr robust. Sie wird deutlich größer als die anderen Arten, und ihre größeren Blüten ermöglichen eine erheblich höhere Ölausbeute. Es genügen bereits etwa 70 Kilogramm Blütenrispen, um ein Kilogramm ätherisches Öl zu erzeugen.

Die Qualität des Lavandinöls ist allerdings bei weitem nicht so hoch wie die der anderen Lavendelöle, deshalb wird es vorwiegend in der Parfumindustrie verwendet. Heilöle gewinnt man aus den anderen Lavendelvarietäten.

Inzwischen hat der Lavandin den Echten Lavendel aus dem

Landschaftsbild der Provence verdrängt, denn sein Anbau ist wesentlich lukrativer als der der anderen Lavendelarten. Zudem wächst der Lavandin auch in Höhen unterhalb von 600 Metern und blüht länger als der Echte Lavendel, nämlich zwischen Juni und August. Da er industriell genutzt wird, mögen sich die Landwirte heute nicht mehr auf die Liebesdienste der Bienen verlassen. Sie vermehren die Lavandinpflanzen durch Stecklinge.

Durch stete Zucht sind inzwischen verschiedene Lavandinsorten herangezogen worden. Die drei wichtigsten sind:

- *Lavandin abrialis*
- *Lavandin grosso*
- *Lavandin super.*

Der *Lavandin abrialis* trägt den Namen seines Entdeckers Abrial. Er ähnelt dem Speiklavendel und enthält wie dieser sehr viel Kampfer; sein Öl hat eine belebende und frische Duftnote, ist vergleichsweise selten zu bekommen und meist recht teuer. Es wird als »Lavandin 30/32« angeboten, was den relativ niedrigen Estergehalt erkennen läßt.

Der *Lavandin grosso* zeichnet sich durch eine hohe Ausbeute an Öl aus, welches entsprechend preiswert gehandelt wird. Der Estergehalt dieses Öls ist höher, es ist als *Lavandin 40/42* auf dem Markt.

Das Öl des *Lavandin super* hat einen hohen Estergehalt, *Lavandin 50/52*, und duftet voll und blumig. Dieses Öl gleicht in seiner Zusammensetzung dem des Echten Lavendels am ehesten. Es enthält nur wenig Kampfer.

Was ist Kampfer?
Kampfer ist ein Baum der Lorbeergewächse, der ursprünglich aus Ostasien stammt, inzwischen aber auch in Nordamerika und in Ostafrika angebaut wird. Aus Spänen seines Holzes wird durch Destillation ein ätherisches Öl gewonnen, das beispielsweise in China ein uraltes Heilmittel der Volksmedizin ist. Die Araber brachten den Kampfer etwa im 11. Jahrhundert nach Europa.

1890 isolierte der Chemiker Bredt den wesentlichen Inhaltsstoff des Kampfers. Es handelt sich um eine Ketoverbindung, also ein Produkt aus einer chemischen Reaktion zyklischer Kohlenwasserstoffe; deswegen wird der Kampfer oft – nicht ganz zutreffend – als Keton bezeichnet. Dieser chemische Bestandteil ist auch in vielen anderen Pflanzen enthalten: Den charakteristischen, scharfen Geruch bezeichnet man auch hier als Kampfer, obwohl natürlich nicht die Pflanze im engeren Sinne gemeint ist.

Innerlich angewendet, wirkt Kampfer als Anregungsmittel für Herz und Kreislauf bei Herzkrankheiten, akuter Kreislaufschwäche und bei einem Kollaps. Ein hoher Anteil an Kampfer im Öl einer Heilpflanze wirkt demnach eher anregend als entspannend. Zu Zeiten geschnürter Korsetts, als Ohnmachten zum Alltag zählten, war es üblich, ein Riechfläschchen mit Kampfer bei sich zu haben.

Hinweis: Eine Überdosis Kampfer kann zu Vergiftungserscheinungen führen.

Warum Lavendel heilt

Der Lavendel ist wissenschaftlich gut erforscht. Das Deutsche Arzneibuch und die Handbücher der Pharmazeuten geben sehr genaue Auskunft über die Inhaltsstoffe der unterschiedlichen Lavendelarten. Es sind insgesamt rund 280 Inhaltsstoffe nachgewiesen.

Hinweis: Es ist keineswegs gleichgültig, welche Zutaten Sie wählen, wenn Sie mit heilenden Rezepturen bestimmte Wirkungen erzielen möchten. Die Zusammensetzung der Rohstoffe hängt nicht nur davon ab, welche Pflanze ausgewertet wurde. Es ist auch wichtig zu wissen, wo genau sie angebaut und wann geerntet wurden und welche Verarbeitungsverfahren zur Anwendung kamen.

Dennoch gibt es natürlich einige Inhaltsstoffe, die allen Lavendelpflanzen gleichermaßen zu eigen sind. Die wichtigsten sind:

- ätherisches Öl
- Cumarinderivate
- Sterole und Triterpene
- Gerbstoffe
- Phenylcarbonsäuren.

Es sind im wesentlichen die im ätherischen Öl enthaltenen Wirkstoffe, die die Heilkraft der Pflanze bestimmen. Das Öl besteht überwiegend aus den Stoffen

- Linalylacetat
- Linalool
- Kampfer
- Cineol.

Der Stimmungsaufheller

Der wichtigste Inhaltsstoff mit heilender Wirkung, der im Lavendel vorkommt, ist das Linalylacetat. Es gehört zur Stoffgruppe der Ester und ist im wesentlichen für den charakteristischen Duft des Lavendels verantwortlich.

Man nimmt an, daß die Ester zusammen mit anderen Inhaltsstoffen die Serotoninausschüttung im Gehirn anregen. Serotonin ist ein Hormon, also ein körpereigener chemischer Botenstoff, der sich sehr positiv auf die allgemeine Stimmung und Befindlichkeit auswirkt; Streß und Reizüberflutung scheinen den Serotoningehalt im Körper zu senken. Ein Mangel an Serotonin kann Beschwerden hervorrufen, so unter anderem nervöse Störungen aller Art: von Kopfschmerzen über Probleme des Verdauungstrakts sowie Herz-Kreislauf-Beschwerden bis hin zu Eß- und Schlafstörungen.

Die ständige Reizüberflutung, der wir wohl alle inzwischen ausgesetzt sind – Erwachsene wie Kinder –, kann neben Nervosität auch Aggressionen und Konzentrationsmängel hervorrufen. Wo sich die Probleme häufen, sind depressive Verstimmungen nicht weit. Hier kann Linalylacetat helfen. Es wirkt

- beruhigend
- stimmungshebend
- entspannend
- angstlösend.

Wieviel dieses Wirkstoffs in einem Lavendelöl enthalten ist, wird durch eine gaschromatische Prüfung festgestellt. Das Deutsche Arzneibuch schreibt genau vor, welche Lavendelölsorte welchen Wirkstoff in welcher Menge enthalten muß. Wie schon gesagt, wird der Estergehalt eines jeden Öls gesondert ausgewiesen – je höher die Lage, in der die Stammpflanze gewachsen ist, desto höher ist der Gehalt an Ester. Ein medizinisch wirksames Öl muß mindestens 35 Prozent an Linalylacetat enthalten, gute und beste Öle können mehr als 45 Prozent aufweisen.

Vertrauen Sie nur Ihrer Apotheke

In der Apotheke angebotene Substanzen unterliegen gesetzlichen Qualitätsstandards. Schon Konrad von Ammenhausen wußte 1337 in seinem *Schachzabelbuch*, einer Darstellung der gesellschaftlichen Ordnung und der Stände seiner Zeit, zu sagen:

Ein Apotheker haben soll Treue und Kunst, das ziehmt ihm wohl. Wenn er weder Kunst noch Weisheit hat, so mag es dem Arzt schlecht ergehen.

Nicht nur dem Arzt, ist man versucht hinzuzufügen ...

Um sicherzustellen, daß Sie ein gutes Öl bekommen, sollten Sie es in der Apotheke kaufen: Der Apotheker steht für die Qualität der angebotenen Öle gerade. Öle, die auf Wochenmärkten oder in Drogerien angeboten werden, müssen natürlich nicht zwangsläufig schlechter sein; allerdings haben Sie darüber keine Kontrolle. So kann es beispielsweise vorkommen, daß als hochwertig ausgewiesene Öle mit billigem Lavandin gestreckt wurden. Durchaus üblich sind auch Beimischungen von billigerem Salbei-, Rosmarin- oder Eukalyptusöl. Auch der Zusatz von Kampfer wurde beobachtet.

Der Mikrobenkiller

Eine weitere Substanz ist ebenfalls in nennenswertem Umfang im Lavendelöl enthalten: das Linalool. Dieser Stoff gehört chemisch zu den Monoterpenalkoholen. Er weist eine hervorragende antimikrobielle Wirkung auf, das heißt er kämpft gegen Bakterien, Viren oder Pilze. Linalool sorgt dafür, daß das Lavendelöl

- entzündungshemmend
- regenerierend
- keimtötend

wirkt. Sie können es getrost auch innerlich anwenden, es schadet der Darmflora nicht.

Die Kraftspender

In geringerem Maße, aber dennoch wirksam, sind zwei weitere Substanzen, die die typische Heilwirkung des Lavendels mitbestimmen. Je nach Gehalt geben sie dem jeweiligen Öl eine sehr eigene Note, sowohl im Duft als auch in der Wirkung.
Es ist die Rede vom Kampfer und dem Cineol, auch als Eucalyptol bezeichnet. Kampfer zählt chemisch zur Gruppe der sogenannten Monoterpene, Cineol wird chemisch den Oxiden zugerechnet. Auch diese Substanzen haben nachweislich antiseptische Wirkung; wichtiger ist jedoch wohl, daß sie

- belebend
- stimulierend
- auswurffördernd
- krampflösend
- fiebersenkend

wirken. Die unterschiedliche Zusammensetzung des Lavendelöls sorgt also dafür, daß dieses Öl in ganz besonderem Maße dazu geeignet ist, die Stimmung im positiven Sinne zu heben. Lavendelöl entspannt und belebt zugleich!

Hier hilft Lavendel

Lavendelöl ist ein ideales Heilmittel gegen verschiedene Beschwerden. Es hat sich in der Naturheilkunde bewährt und sollte zum festen Bestandteil jeder Hausapotheke zählen.
Zudem kann der Lavendel in geradezu idealer Weise mit anderen Naturheilmitteln kombiniert werden. Dabei ist allerdings darauf zu achten, wie sich die Inhaltsstoffe in ihrer Wirkung unterstützen oder verstärken.

Schon Pfarrer Kneipp war ein begeisterter Anhänger von Kräutermischungen. Er schrieb:
Man soll die Kräuter viel mischen, oft damit wechseln; soll bittere mit weniger bitteren, erwärmende mit mehr kühlenden zusammennehmen, jedesmal z. B. drei Sorten.

Hinweis: Die für dieses Buch zusammengestellten Rezepte verwenden im hier beschriebenen Sinne zumeist verschiedene Kräuter, Öle oder sonstige Zutaten. Wählen Sie darüber hinaus je nach persönlich gegebenem Beschwerde- oder Krankheitsbild gezielt zwischen den angebotenen Lavendelprodukten. Die nachfolgende Übersicht faßt kurz zusammen, welches Öl sich wann empfiehlt.

Echter Lavendel

Zusammensetzung	Hoher Linalylacetatgehalt (25–45 %), hoher Linaloolgehalt (25–38 %), wenig Kampfer (0,2–0,5 %) und Cineol (0,3–1,5 %).
Medizinische Anwendung	*Innerlich* bei Einschlafstörungen oder funktionellen Oberbauchbeschwerden.
Volksheilkunde	Als *Ölbad* zur Beruhigung, bei Verspannungen, Erschöpfungszuständen oder schlecht heilenden Wunden. In *Mischungen mit anderen Ölen* zur Vorbeugung gegen Erkältungskrankheiten und zur Anregung des Kreislaufs. *Innerlich* gegen Husten, rheumatische Beschwerden und Migräne sowie bei Schwindelanfällen. *Äußerlich* bei Wunden aller Art sowie insbesondere bei anhaltenden Entzündungen im Anal- und Vaginalbereich.
Kosmetik	Die entspannende Wirkung und der frische Duft empfehlen dieses Öl sehr für die Hautpflege. Es ist für alle Hauttypen geeignet.
Nebenwirkungen	Nicht bekannt.

Speiklavendel

Zusammensetzung	Spiköl enthält wenig Linalylacetat (weniger als 3 %). Dafür ist sein Gehalt an Linalool (25–50 %), Kampfer (0,5–3 %) und Cineol (8–20 %) vergleichsweise hoch.

Medizinische Anwendung	In der Vergangenheit vorwiegend in der Tuberkulosetherapie, und zwar *innerlich* in magensaftresistenten Kapseln. Inzwischen nicht mehr üblich.
Volksheilkunde	*Innerlich* und durch *Inhalation* bei akuten und anhaltenden Bronchialerkrankungen sowie Raucherhusten. Spiköl fördert den Auswurf und kann auch gegen Wurmbefall hilfreich sein.
Kosmetik	Adstringierende und desinfinzierende Wirkung. Verwendung bei Problemen mit Hautunreinheiten und Problemen mit der Kopfhaut.
Nebenwirkungen	Bei innerlicher Anwendung Aufstoßen oder Übelkeit möglich.

Schopflavendel

Zusammensetzung	Diese Lavendelart wird in Europa kaum medizinisch genutzt. Über ihr Öl liegen daher kaum aussagekräftige Analysen vor. Gesichert ist, daß dieses Lavendelöl einen hohen Gehalt an Kampfer aufweist, während Linalylacetat kaum enthalten ist. **Hinweis:** Mischen Sie Schopflavendel im Verhältnis 1:3 mit dem Öl des Echten Lavendels oder mit gutem Lavandinöl, dann ist er besser verträglich.
Medizinische Anwendung	Nicht bekannt.
Volksheilkunde	Durch *Inhalation* bei Lungenleiden und Asthma.

Kosmetik	Adstringierende und desinfizierende Wirkung. Verwendung bei Problemen mit Hautunreinheiten und Problemen mit der Kopfhaut.
Nebenwirkungen	Kampfer kann in hoher Dosierung Krampfanfälle auslösen. Da der Schopflavendel viel davon enthält, kann er in zu hoher Dosierung das Nervensystem angreifen. Schwangere sollten ihn unbedingt meiden.

Lavandin

Zusammensetzung	Das Lavandinöl wird vorwiegend industriell in der Parfumherstellung verwendet. Sein Linalylacetatgehalt liegt im Schnitt bei 28–30 %, ist also – gemessen an pharmazeutischen Standards – relativ gering. Allerdings enthalten die Sorten *Lavandin grosso* und *Lavandin super* mehr Linalylacetat und sind durchaus für die medizinische Anwendung geeignet. Der Lavandin enthält im Schnitt 25–30 % Linalool, 6–8 % Kampfer und 4–7 % Cineol. Der Gehalt weicht je nach Ölsorte von diesen Werten ab.
Medizinische Anwendung	Nicht bekannt.
Volksheilkunde	Die guten Lavandinöle kommen in ihrer Wirkung dem Echten Lavendel nahe, zumindest in der Aromatherapie. Im Gegensatz zu diesem ist Lavandinöl *innerlich* angewendet ein gutes Herz-

Kreislauf-Tonikum, das das Herz stärkt und den Blutdruck reguliert. *Äußerlich* aufgetragen hilft es gegen kleine Wunden, Insektenstiche und Verbrennungen. Als *Inhalat* beruhigt Lavandinöl die Nerven und hilft gegen Streßsymptome.

Kosmetik	Lavandinöl wird in der Kosmetik vorwiegend wegen seines Duftes und seiner adstringierenden Wirkung geschätzt. Es eignet sich für alle Hauttypen.
Nebenwirkungen	Nicht bekannt.

(Anmerkung: Die Prozentzahlen für den Gehalt an einzelnen Inhaltsstoffen gehen auf gaschromatische Prüfverfahren zurück, den klassischen Verfahren für die Zusammensetzung von Heilkräutern.)

Die Heilkraft gewinnen

Vielleicht haben Sie das Glück, Lavendelpflanzen im eigenen Garten zu haben – dann werden Sie sicher schon Lavendelblüten getrocknet und sich bis weit in die Winterzeit hinein an ihrem anhaltenden Sommerduft erfreut haben. Wenn Lavendel jedoch in der Kosmetik oder zu medizinischen Zwecken verwendet werden soll, dann ist es nicht ganz so einfach, ihm seine Inhaltsstoffe abzugewinnen.

Lavendelernte

Der richtige Zeitpunkt für die Ernte ist gekommen, wenn der mittlere Teil der Rispe blüht; meist ist dies im Juli und August der Fall, je nach Lage des Anbaugebietes. Geerntet wird die blühende Zweigspitze, die etwa zehn Zentimeter unter dem Blütenansatz abgetrennt wird. Früher schnitten Saisonarbeiter auf riesigen Lavendelfeldern mit einer Handsichel Büschel für Büschel. Diese Technik wird heute nur noch in unwegsamem Gelände und bei der Wildsammlung eingesetzt; doch selbst hier erleichtern inzwischen Maschinen die Arbeit.

Wenn die Blüten zur Mittagszeit – beim Höchststand der Sonne – geerntet werden, sind sie am ergiebigsten. Sofern das Wetter es zuläßt, bleibt das Schnittgut anschließend eine Weile auf den Feldern liegen, bevor es weiterverarbeitet wird.

Lavendelblüten

Die Blüten werden wissenschaftlich als *Lavendulae flores* bezeichnet, andere Namen sind: *Flores lavandulae, Flores spicae.* Sie werden an schattigen Orten sorgfältig getrocknet; anschließend trennt man sie durch sanftes Reiben von den Zweigen.

Vielleicht möchten Sie Lavendelblüten erwerben, um daraus duftenden Zimmerschmuck oder Riechkissen herzustellen. Dann werden Sie mit Hilfe Ihrer Nase feststellen können, ob man Ihnen gute, das heißt frische Ware anbietet. Schwieriger ist es, wenn Sie die Lavendelblüten zur Behandlung von Krankheitsbeschwerden benutzen möchten.

Dient ein Heilkraut medizinischen Zwecken, dann bezeichnet man es als Droge. Die Blütenkelche sind die wertvollsten Bestandteile der »Droge Lavendel«; Lavendelblüten werden ganz, zerkleinert oder als Pulver angeboten. Es ist jedoch für den Laien schwer zu beurteilen, ob es sich um gute Qualität handelt. Sind die Blüten in hohem Maße von Stengel- oder Blattanteilen durchsetzt, liegt der Mangel sozusagen auf der Hand. Aber können Sie beurteilen, um welche Lavendelsorte es sich handelt und welche Blüten zusammengemischt wurden? Immerhin wissen Sie ja jetzt, wie wichtig es ist, daß die Blüten die richtigen Inhaltsstoffe enthalten.

Hinweis: Vertrauen Sie Ihrem Apotheker! Er steht dafür gerade, daß zu Heilzwecken bestimmte Blüten genau die Qualität aufweisen, die das Deutsche Arzneibuch vorschreibt. Und nur dann enthalten sie auch die erforderlichen Wirkstoffe. Bevor eine Droge in der Apotheke angeboten werden darf, durchläuft sie mehrere gesetzlich festgelegte Untersuchungen. Der Tee, den Sie in der Apotheke kaufen, garantiert Ihnen medizinische Wirksamkeit.

Lavendelblüten müssen luftdicht verschlossen und vor Licht geschützt gelagert werden, um ihre Wirksamkeit zu erhalten. Lagern Sie die Blüten unbedingt in Gefäßen aus Glas oder Porzellan. Metalle und auch Kunststoffe gehen nämlich oft unerwünschte chemische Verbindungen mit den Inhaltsstoffen der Heilpflanzen ein, was unter Umständen eine schädliche Wirkung haben kann. Heben Sie die Blüten keinesfalls länger als ein Jahr auf: Es ist besser, bei Bedarf jeweils kleinere Mengen frisch zu kaufen.

Lavendelöl

Wissenschaftlich wird das ätherische Lavendelöl *Lavandulae aetholerum* genannt. Der botanische Name der Stammpflanze wird hinzugefügt, um die genaue Sorte zu bezeichnen, so etwa *Lavandulae angustifolia aetholerum* für das Öl des Echten Lavendels.
Das ätherische Öl wird von Drüsen in den Lavendelblüten erzeugt und durch Wasserdampfdestillation den Blüten entzogen. Dieses Verfahren ist sehr schonend, so daß die pflanzlichen Wirkstoffe weitgehend erhalten bleiben.

Ätherisch werden die Öle genannt, weil sie »flüchtig« sind, also schon bei geringen Temperaturen verdunsten. Sie lösen sich in der Luft auf, im »Äther«, wie man früher sagte.

In den französischen Anbaugebieten des Lavendels wurde die Destillation früher mobil am Rande der Felder durchgeführt. Dies ist jedoch inzwischen die Ausnahme.

A. Tschirch schreibt 1917 im *Handbuch der Pharmakognosie:*
Im Juli beladen die Destillateure ihre Maulesel mit den transportablen Blasen und stellen sie meist im freien Felde in der Nähe einer Quelle auf. Ist die Umgegend erschöpft, so zieht man an einen anderen Ort. Man bringt die ganzen Blütenähren zusammen mit Wasser in die Blase und destilliert direkt über freiem Feuer das Öl ab. Diese ambulanten Destillerien leiden in trockenen Sommern oft unter Wassermangel.

Heute destilliert man vorwiegend mit Dampf. Die geernteten Lavendelteile werden in einen großen Kessel gegeben, dann wird im Destillationsgerät langsam Wasser erhitzt und auf etwa 100 Grad gehalten. Der sich bildende Wasserdampf wird nun durch das Erntegut geleitet – er löst das flüchtige ätherische Öl aus den Pflanzenteilen heraus und nimmt es mit in den Kühler. Im Kühler befindet sich ein schraubenartig gewickelter Schlauch, die sogenannte Serpentine, durch den kaltes Wasser geleitet wird. Während des Abkühlens verflüssigt sich der Dampf wieder zu Wasser, und das Öl treibt an der Wasseroberfläche. Dort kann es dann abgeschöpft werden.

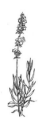

Lavendel im Handel

Die moderne Pflanzenheilkunde ist keine Geheimwissenschaft: Wie oben bereits gezeigt, sind die Inhaltsstoffe des Lavendels genau erforscht. Ihre Wirksamkeit ist nach und nach bewiesen worden; das heißt aber noch lange nicht – und auch das haben wir schon gesehen –, daß jedes Lavendelprodukt grundsätzlich dieselben Wirkstoffe enthält. Die Heilkraft des Lavendels hängt von Sorte, Herkunft und Verarbeitungsverfahren ab. Er wird in mehreren Zubereitungen angeboten, und je nach Anwendungswunsch können Sie unterschiedliche Darreichungsformen wählen. Wo schnelle Hilfe nötig ist, helfen extrahierte Essenzen; bei chronischen Beschwerden kann die Heilkraft der Lavendelblüten hilfreicher sein, da sie neben dem ätherischen Öl auch weitere Inhaltsstoffe enthalten. In der Apotheke oder im Reformhaus werden Sie im Zweifelsfall Beratung finden.

Ätherisches Öl

Welche Inhaltsstoffe das Lavendelöl enthält und wie es hergestellt wird, wissen Sie bereits. Nun sollen Sie erfahren, worauf Sie beim Kauf achten müssen.
Aromaöle können Sie inzwischen an jeder Straßenecke kaufen; aber nicht immer halten die Fläschchen, was sie versprechen: Panschereien sind an der Tagesordnung. Für die Bezeichnung

der Ölqualität gibt es keine Festlegungen durch den Gesetzgeber oder durch andere Institutionen. Da gibt es »Duftöle« oder »Parfumöle«, die verheißen, »naturrein« oder »naturidentisch« zu sein. Was das bedeuten soll, bleibt ein Rätsel. »Naturidentisch« kann doch eigentlich nur »künstlich« heißen?

Hinweis: Ausschließlich das Deutsche Arzneibuch schreibt Qualitätsansprüche an Lavendelöl fest. Deshalb sind Sie gut beraten, Lavendelöl in einer Apotheke zu kaufen. Dort erfahren Sie zuverlässig, welches Öl von welcher Lavendelsorte Sie in Händen halten. Dies ist insbesondere dann ausgesprochen wichtig, wenn Sie das Öl innerlich anwenden möchten.

Natürlich gibt es neben den schwarzen Schafen auch seriöse Anbieter: Sie untersuchen die Öle nicht nur auf Echtheit, sondern auch auf gesundheitsschädliche Rückstände. Macht sich ein Händler die Mühe, sein Öl ausführlich auszuzeichnen, so ist die Chance hoch, daß er für die Qualität seiner Produkte einsteht. Dann finden Sie auf dem Etikett folgende Angaben:

- 100 % naturreines Lavendelöl
- botanischer und deutscher Name der Lavendelsorte
- Herkunftsland
- Gewinnungsverfahren
- Anbauweise (konventionell oder biodynamisch)
- gegebenenfalls Angabe über zugesetzte Öle (z. B. Jojobaöl) samt Mischungsverhältnis
- Sicherheitshinweise zur Anwendung
- Angabe des Herstellers
- Chargennummer
- Verfallsdatum.

Dies sind die Idealanforderungen, die die Vereinigung für Aromatologie und Aromatherapie (VEROMA) zusammengestellt hat. Dabei handelt es sich um einen 1992 in der Schweiz gegründeten Zusammenschluß unabhängiger Fachleute, der

»die gesamte Aromabranche transparent machen, weiße Schafe stärken und schwarze vom Markt drängen« möchte. Sein Ziel ist es, Qualitätsrichtlinien für den deutschsprachigen Raum zu entwickeln. Das *Öko-Test Sonderheft Naturmode* berichtete 1994 darüber.

So können Sie testen, ob das Lavendelöl mit anderen Ölen gestreckt wurde: Geben Sie etwas Öl auf Löschpapier. Echtes ätherisches Öl ist flüchtig, es wird nach ungefähr 24 Stunden verschwunden sein. Bleiben Rückstände, so wurde das Öl mit anderen Substanzen versetzt.

Wie bei den unterschiedlichen Lavendelsorten schon ausführlich beschrieben, zeigt Lavendelöl je nach Stammpflanze und Herkunft große Unterschiede in Zusammensetzung und Qualität. Es gibt folgende Handelssorten:

Sorte	Stammpflanze	Anmerkungen
Lavendel extra	Wilder Echter Lavendel	
Lavendel fein	Angebauter Echter Lavendel	*Barrême*-Öl ist die beste Sorte, *Mont Blanc* die zweitbeste.
Spiköl	Speiklavendel	
Lavandinöl	Lavandin super Lavandin grosso Lavandin abrialis	Nur *super* und *grosso* sollten innerlich angewendet werden.

Hinweis: Benutzen Sie zur Aufbewahrung von Lavendelöl ausschließlich Glasgefäße, denn das Öl kann mit Kunststoff oder Metall chemische Reaktionen eingehen. Lavendelöl sollte dunkel und kühl aufbewahrt werden. Ersetzen Sie es spätestens nach zwei Jahren durch frisches.

Blüten

Wenn Sie Blüten kaufen, die nicht näher ausgezeichnet sind, sollten Sie sie nur zu Dekorationszwecken verwenden. Ist die Qualität nicht eindeutig gekennzeichnet, handelt es sich um Mischware unbekannter Zusammensetzung.
Sie sind gut beraten, Blüten für medizinische Anwendungen – gleichgültig, ob innerlich oder äußerlich – als Arzneibuchware in der Apotheke zu kaufen.

Fluidextrakt

Lavendelfluidextrakt, wissenschaftlich *Extractum lavandulae fluidum*, ist ein flüssiger Alkoholauszug; das heißt, daß die Inhaltsstoffe des Lavendels in Alkohol gelöst werden. Dazu werden Blüten und Stengel zerkleinert, mehrere Stunden in hochprozentigem Alkohol angelöst und dann in einem speziellen Verfahren ausgefällt. Übrig bleibt eine dickflüssige, braune Substanz, die die Wirkstoffe des Lavendels in hochkonzentrierter Form enthält. Fluidextrakt wird in Wasser gelöst eingenommen.

Tinktur

Als Tinkturen bezeichnet man alkoholische Auszüge aus getrockneten oder frischen Heilpflanzen. Für gewöhnlich benutzt man reinen Alkohol oder Wein, um Tinkturen herzustellen; man kann sie allerdings auch mit Essig ansetzen. Die Flüssigkeiten dienen zum einen dazu, die Inhaltsstoffe aus den beigefügten Pflanzenteilen zu lösen; zum anderen verleihen sie der Tinktur Haltbarkeit.

Eine Lavendeltinktur können Sie folgendermaßen herstellen: Übergießen Sie Lavendelblüten im Verhältnis 1 : 5 mit Alkohol. Geeignet ist dazu etwa dreißigprozentiger Alkohol, den Sie

unter anderem in der Apotheke kaufen können. Lassen Sie diese Mischung in einem licht- und luftdicht verschlossenen Gefäß acht Tage lang ruhen. Anschließend können Sie die Flüssigkeit durch einen Kaffeefilter filtern.
Wenn Sie Lavendelessig selbst herstellen möchten, tauschen Sie einfach den Alkohol gegen guten Essig aus.

Hinweis: Wenn Sie Tinkturen fertig kaufen, ist der Alkoholgehalt auf dem Etikett ausgewiesen. Wer Alkoholprobleme oder ein Leberleiden hat, sollte auf die Verwendung von Tinkturen grundsätzlich verzichten.

Die Lavendeltinktur wird wissenschaftlich als *Tinctura lavandulae* bezeichnet. Sie enthält Inhaltsstoffe des Lavendels, die bei der Wasserdampfdestillation verlorengehen. So sind in der Lavendeltinktur beispielsweise Bitterstoffe enthalten, die sich entspannend auf das seelische Befinden auswirken.
Tinkturen wendet man im Regelfall innerlich an. In Einzelfällen, so etwa bei Erkrankungen des rheumatischen Formenkreises, können auch äußerliche Einreibungen mit Lavendeltinktur hilfreich sein. Sie können die Tinktur in Wasser oder in anderen Flüssigkeiten einnehmen, denkbar sind abgekühlte Tees oder Säfte. Eine regelmäßige Einnahme ist hilfreich. Empfohlen wird die Einnahme von einem Teelöffel dreimal täglich, am besten zu den Mahlzeiten.

Spiritus

Das Wort »Spiritus« kommt aus dem Lateinischen und bedeutet Geist oder Seele. In den Lavendelspiritus sind – im übertragenen wie im tatsächlichen Sinne – die Inhaltsstoffe des Lavendels übergegangen. Im medizinischen Sinne bezeichnet »Spiritus« Weingeist, das ist ein Gemisch zwischen Äthanol, also neunzigprozentigem Alkohol, und Wasser. Lavendelspiritus können Sie in der Apotheke kaufen; er hat sich bei rheumatischen Beschwerden in der äußeren Anwendung bewährt.

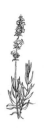

Die Kraft des Lavendels in natürlichen Heilverfahren nutzen

Aromatherapie

Die Aromatherapie ist eine vergleichsweise junge alternative Heilmethode. Seit Menschengedenken verbrennt man Kräuter, Wurzeln oder bestimmte Hölzer, um sich an ihrem Duft zu erfreuen, um lästige Insekten zu verscheuchen oder um den Göttern im Rahmen religiöser Zeremonien Opfer zu bringen; ebenso lange weiß man um die besondere Heilwirkung bestimmter Pflanzen. Auch ist man bereits seit vielen Jahrhunderten in der Lage, die ätherischen Öle der Pflanzen zu extrahieren – doch die Erkenntnis, daß Duft gezielt heilen kann, setzt sich erst heute und nur langsam bei einem breiteren Publikum durch.
Die Aromatherapie ist eine ganzheitliche Heilmethode, die sich nie mit Einzelheiten befaßt, sondern den ganzen Menschen in den Mittelpunkt stellt. Sie bekämpft keine isolierten Symptome, beispielsweise die Hustenanfälle bei einer Bronchitis, sondern sie bemüht sich darum, die Wurzeln der Beschwerden zu ergründen. Jeder Mensch ist auf seine ganz besondere Weise einzigartig. Nur wer als ganzer Mensch verstanden wird bezie-

hungsweise wer sich selbst als ganzen Menschen versteht, kann mit der für ihn richtigen Mischung oder Zusammensetzung an Wirkstoffen behandelt werden. Die Aromatherapie will die Abwehrfähigkeit und die Selbstheilungskräfte des Menschen stärken, damit er künftigen Infektionsgefahren besser widerstehen kann.

Insbesondere das Lavendelöl kann nicht nur akute, körperliche Beschwerden lindern: Es wirkt sich, wie schon dargestellt, auch sehr positiv auf das seelische Befinden insgesamt aus.

Warum wirken ätherische Öle?

Wir unterschätzen alle die Wirkung unseres Geruchssinnes auf unser Befinden. Sie werden vermutlich auch schon die Erfahrung gemacht haben, daß manche Gerüche warnend wirken: Besonders scharfe oder chemisch-fremd anmutende Geruchswahrnehmungen lassen uns auf Abstand gehen; Wohlgerüche hingegen ziehen uns an, wir beugen uns ihnen geradezu entgegen.

Bestimmte Gerüche lösen bestimmte Erinnerungen aus. Manche Mediziner erkennen am Körpergeruch eines Patienten, wie es um sein Wohlbefinden steht.

Ätherische Öle haben je nach Stammpflanze und Herkunft immer einen ganz eigenen Duft: Man spricht hier von Aroma. Dieses Aroma gelangt durch die Riechorgane in unser Gehirn.

Das Gehirn besitzt einen entwicklungsgeschichtlich ganz alten Hirnteil, das Stammhirn, das das sogenannte limbische System umfaßt, also die Schaltzentrale der vegetativen Körperfunktionen wie Kreislauf, Verdauung, Atmung, Körpertemperatur. Das limbische System hat eine Verbindung zur Hirnanhangdrüse, auch Hypophyse genannt, die den Hormonhaushalt regelt. Zentrale Empfindungen wie Wut, Angst oder auch entspannte Gelassenheit werden hier in Körperreaktionen umgesetzt. Dann stehen uns die Haare zu Berge oder wir laufen rot an. Gerüche können, wenn auch in zurückhaltenderem Maße, Befindlichkeiten hervorrufen.

Sicher haben Sie schon einmal gedacht oder gesagt: »Ich kann diese Person einfach nicht riechen!« Deutlicher kann der Zusammenhang zwischen Gehirnfunktion, Unterbewußtsein, Gefühls-

welt und Instinkten wohl kaum beschrieben werden: Mit dem
Geruch nehmen wir Informationen auf, auf die wir dann reagieren.
Wie die Inhaltsstoffe des Lavendels im besonderen wirken, dar-
über geben die ausführlichen Pflanzenbeschreibungen Auskunft.

Wenn Sie ein ätherisches Öl suchen, das Ihnen ganz persönlich
guttut, dann lassen Sie sich ruhig von Ihrer Nase leiten: Die
Erfahrung zeigt, daß die Menschen oft intuitiv nach dem Duft
greifen, der ihnen in ihrer aktuellen Lage weiterhilft.
Den größten Erfolg zeitigt die Aromatherapie naturgemäß bei
der Vorbeugung. Ebenso, wie das bewährte Riechfläschchen in
den guten alten Zeiten des Korsetts gegen Ohnmachten wirkte,
hilft heute ein Schälchen mit duftenden, frischen Lavendelblüten auf dem Büroschreibtisch gegen unerwünschte Streßsymptome. Der Duft hilft Ihnen, entspannt zu bleiben.

Duftlampen

Die Verwendung einer Duftlampe ist eine denkbar einfache
Methode, die Raumluft mit den Duftmolekülen des Lavendelöls
anzureichern. Bioläden, Flohmärkte, Esoterik- und Geschenk-
artikelläden halten eine breite Auswahl an Duftlampen bereit:
Wie in einem Windlicht werden in diesen Lampen Teelichter
angezündet. Darüber befinden sich Schalen, die Wasser und
das Aromaöl aufnehmen.
Das durch die Hitze verdunstende Wasser trägt das ätherische Öl mit sich fort. Wichtig ist, daß Ihre Duftlampe über ein
ausreichend großes Wassergefäß verfügt, das etwa zehn
Zentimeter von der Wärmequelle entfernt ist. Ist es zu klein,
wird das Wasser zu schnell heiß und das Öl verbrennt eher,
als daß es verdunstet. Dann verändern sich Duftqualität und
Wirkung.
Wenn Sie kein destilliertes Wasser für Ihre Duftlampe verwenden, wird sich Kalk in der Schale ablagern. Sie können ihn ohne
Mühe mit Essig entfernen.

Hinweis: Verwenden Sie nie unverdünnte Aromaöle in Duftlampen. Brennende Duftlampen gehören außerdem nicht in die Hände von Kindern – diese könnten sich verbrennen oder verbrühen. Deshalb sollten Duftlampen in Kinderzimmern auch nur unter Aufsicht eingesetzt werden. Für diese Räume sind die sogenannten Duftsteine oder Dufthölzer ideal, die mit dem Lavendelöl getränkt werden und ihren Duft nur langsam abgeben.

Bäder

Ein warmes Bad wirkt insgesamt wohltuend. Die Wärme trägt zur Entspannung bei und öffnet die Poren: Das Lavendelöl kann leichter durch die Haut dringen.

Es gibt wissenschaftliche Studien, die Essenzen ätherischer Öle, welche zuvor auf die Haut aufgetragen wurden, im Körper nachgewiesen haben. So riecht beispielsweise ein Mensch, dessen Fußsohle mit Knoblauch eingerieben wurde, kurze Zeit später unverkennbar aus dem Mund – wenn auch nur schwach.

Temperieren Sie ein Vollbad auf 35 bis 38 °C – je nach Ihren Vorlieben – und versuchen Sie, diese Temperatur gleichmäßig zu halten. Baden Sie nicht länger als eine Viertelstunde. Neben dem Vollbad besteht auch die Möglichkeit, ein Sitzbad zu nehmen, was beispielsweise bei entzündlichen Beschwerden im Unterleib geraten ist. Darüber hinaus können Sie auch einzelne Körperteile baden; das bekannteste Teilbad ist sicher das Fußbad. Aber Sie können durchaus auch einen verletzten Arm in Lavendelwasser oder in einem Lavendelaufguß baden.

Tips für das Vollbad
- Baden Sie regelmäßig, aber nicht öfter als dreimal in der Woche.
- Nehmen Sie sich Zeit für Ihr Lavendelbad und bereiten Sie es sorgfältig vor. Legen Sie alle notwendigen Dinge bereit:

saubere Handtücher, den Bademantel, Ihr Pflegeöl... Im günstigsten Fall stellt sich so bereits mit der Vorfreude die erhoffte Entspannung ein.

- Warten Sie nach dem Essen etwa zwei Stunden, bevor Sie ein Vollbad nehmen. Sonst kann der Kreislauf infolge von Überlastung kollabieren.
- Meiden Sie vor einem Lavendelheilbad streng jeden Alkohol.
- Steigen Sie nie in eine volle Wanne mit heißem Wasser. Füllen Sie die Wanne etwa zu einem Drittel und lassen Sie den Rest Wasser nachlaufen, wenn Sie bereits in der Wanne liegen. Dann kann sich Ihr Körper langsam und ohne Schock an die Temperatur gewöhnen.
- Bewegen Sie sich ständig leicht, um den Blutkreislauf trotz Wärmezufuhr in Gang zu halten.
- Atmen Sie tief durch. Mit dem Lavendelaroma gelangt wohltuend feuchte Luft in Ihre Atemwege.
- Lassen Sie gegen Ende des Heilbades das Wasser langsam ab. Duschen Sie sich von den Füßen an aufwärts langsam kalt oder lauwarm ab, sobald nur noch ein Drittel des Wassers in der Wanne verblieben ist.
- Trocknen Sie sich nicht heftig reibend ab, sondern tupfen Sie die Haut nach einem Heilbad vorsichtig trocken.
- Am besten wird Ihnen das Bad bekommen, wenn Sie sich anschließend eine halbe Stunde warm zugedeckt ausruhen.
- Sollten Sie sich während des Bades plötzlich unwohl fühlen, dann verlassen Sie die Wanne sofort. Trocknen Sie sich ab und legen Sie sich so lange ins Bett, bis sich Ihr Befinden wieder normalisiert hat. Ältere Menschen sollten kein Vollbad nehmen, wenn sie allein zu Hause sind.

Wenn Sie das Lavendelöl direkt ins Badewasser geben, wird es sich nicht auflösen und in kleinen Blasen oder als Film an der Wasseroberfläche treiben. In dieser Form ist es zu stark konzentriert und könnte die Haut reizen. Deshalb verwendet man in der Regel einen sogenannten Emulgator, ein Lösungsmittel, das Wasser und Öl gleichmäßig zu mischen vermag.

Als natürliche Emulgatoren empfehlen sich:

- Heilerde
- Honig
- Milch oder Sahne
- Molke
- Obst- oder Apfelessig.

Wenn Sie Ihr Lavendelbad nicht selbst anmischen möchten, können Sie einem gekauften Schaumbad einige Tropfen Lavendelöl hinzufügen. Natürlich können Sie auch auf das reichhaltige Angebot fertiger Bäder in Drogerien und Reformhäusern zurückgreifen.

Inhalation

Als Inhalation bezeichnet man das Einatmen heißer Wasserdämpfe, in denen heilende Substanzen gelöst sind. Für eine Lavendelinhalation geben Sie 8 bis 10 Tropfen Lavendelöl auf 1 Liter heißes Wasser. Wahlweise können Sie auch Lavendelblüten aufgießen.
Setzen Sie sich so vor das dampfende Gefäß, daß Sie Ihren Kopf darüberhalten können, und bedecken Sie sich mitsamt dem Gefäß mit einem großen Tuch. Atmen Sie mit geschlossenen Augen und in entspannter Haltung den Dampf ein. Es genügen etwa 5 bis 10 Minuten. Wenn Sie dabei aufrecht sitzen, können Sie tief durchatmen.

Hinweis: Dampfinhalationen können bei Asthmatikern einen akuten Anfall auslösen. Menschen mit dieser Erkrankung sollten hier zurückhaltend sein, auch wenn Lavendelöl im allgemeinen gut gegen Asthma hilft.

Sie können Lavendelöl auch für Gesichtsdampfbäder benutzen – diese sorgen für eine gute Durchblutung der Haut: Der Teint wird gereinigt, weil sich verstopfte Poren im heißen Dampf öffnen. Gesichtsdampfbäder mit Lavendelöl helfen gegen Pickel, unreine Haut und Akne.

Innere Anwendung

Bei nervösen Beschwerden des Verdauungstraktes oder bei Blähungen kann die Einnahme von Lavendel hilfreich sein. Wenn Sie dazu Lavendelöl benutzen möchten, sollten Sie nur *Lavendel extra* oder *Lavendel fein* verwenden, das Sie in der Apotheke gekauft haben. Sie können das Öl, je nach Rezeptur, auf Zucker einnehmen oder in eine Flüssigkeit mischen.

Eine weitere innerliche Anwendung des Lavendels ist natürlich die Zubereitung der Blüten als Tee. Genaueres dazu können Sie auf Seite 66 nachlesen.

Kompressen und Auflagen

Kompressen, also Umschläge, und Auflagen zählen zu den über Generationen bewährten Hausmitteln. Wer kennt nicht die kalten Wadenwickel bei hohem Fieber, die man als Kind zwar nicht eben liebte, die aber dennoch zuverlässig geholfen haben? Kompressen beziehungsweise Umschläge werden um die Gliedmaßen herumgelegt, Auflagen dort verwendet, wo nur ein Teil des Körpers zu bedecken ist.

Kompressen mit ätherischen Ölen sind bei akuten Schmerzen, bei Prellungen oder Verstauchungen und bei Hautproblemen hilfreich.

Sie können mit kaltem oder heißem Wasser angewendet werden.

- *Kalte Umschläge* mit Lavendelöl empfehlen sich bei Kopfschmerzen und bei Schwellungen infolge von Prellungen oder Verstauchungen. Die Kälte dämpft die Schmerzen und wirkt abschwellend, der Lavendel trägt zur Entspannung bei. Kalte Kompressen sollten ausgewechselt werden, sobald sie die Körpertemperatur angenommen haben: Sie helfen dann nicht mehr.

- *Heiße Umschläge* empfehlen sich bei akuten und chronischen Schmerzen »in den Knochen«, sei es bei rheumatischen Beschwerden oder bei Rückenschmerzen. Auch Beschwerden im Bauchbereich werden warm behandelt, denn Krämpfe lösen sich bei Wärme besser.

Wenn Sie sich nicht ganz sicher sind, ob eine kalte oder eine warme Kompresse angebrachter wäre, dann probieren Sie es einfach aus. Ihr Körper oder Ihr Patient wird ganz schnell reagieren und Ihnen mitteilen, ob die Auflage hilft oder schadet. Als Auflage können Sie kleinere Tücher verwenden, etwa ein Handtuch oder einen Waschlappen; Umschläge erfordern etwas größere Tücher. Geben Sie 5 bis 10 Tropfen Lavendelöl in etwa $1/2$ Liter kaltes oder heißes Wasser und tauchen Sie das Tuch ein. Wringen Sie es anschließend aus und legen Sie es auf die schmerzende Körperstelle. Decken Sie dann die feuchte Auflage mit einem trockenen Handtuch ab; legen Sie aber keine Plastikfolie über die Kompresse, da diese die Atmung der Haut unterbindet. Nehmen Sie die Kompresse fort, wenn sie sich der Körpertemperatur angeglichen hat.

Hinweis: Bei Magen- und Darmkrämpfen oder auch Rückenschmerzen können Sie eine Wärmflasche auf die Kompresse legen, dann bleibt die Wärme länger erhalten.

Massagen

Massagen sind sicher die angenehmste Anwendung für ätherische Öle, sind sie doch immer auch mit menschlicher Zuwendung verbunden. Massagen beseitigen körperliche Verspannungen und verbessern die Durchblutung.

Hinweis: Wer sich näher mit diesem Thema befassen möchte, findet mittlerweile in vielen Bildungseinrichtungen Kursangebote, die Massagetechniken vermitteln. Kenntnisse über den Aufbau und die Lage der Muskulatur im Körper erleichtern dem Massierenden die Arbeit – und sie schützen den Massierten vor manchmal äußerst schmerzhaften Fehlgriffen, die oft tagelang nachwirken. Gesichtsmassagen können Sie problemlos auch selbst ausführen.

Massagen dürfen keinesfalls ohne eine ausreichende Menge an Basisölen durchgeführt werden, wenn sie der Haut und dem darunterliegenden Bindegewebe nicht schaden sollen. Diese Basisöle, auch als Trägeröle bezeichnet, können gut mit ätherischen Ölen angereichert werden. Im folgenden sind die empfohlenen Basisöle mit ihren besonderen Vorzügen aufgelistet:

- *Aprikosenkernöl* zieht schnell ein und eignet sich bevorzugt für die leicht fettende Gesichtshaut.
- *Avocadoöl* enthält die Vitamine A und B und ist bei trockener Haut geeignet.
- *Jojobaöl* ist leicht wachshaltig, zieht gut ein und pflegt jeden Hauttyp.
- *Mandelöl* ist sehr verträglich und duftet angenehm. Es eignet sich besonders bei trockener Haut.
- *Olivenöl* pflegt jeden Hauttyp.
- *Pfirsichkernöl* pflegt die empfindliche Haut hervorragend, da es sehr sanft ist.
- *Sojaöl* ist bei fettiger Haut zu empfehlen, da es schnell einzieht.
- *Sonnenblumenöl* enthält viel Vitamin E und ist leicht verfügbar, da es in den meisten Haushalten als Speiseöl verwendet wird.
- *Weizenkeimöl* enthält ebenfalls viel Vitamin E und pflegt besonders die trockene Haut.

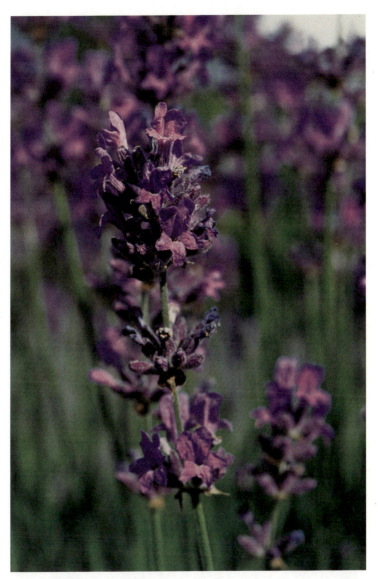

Lavendel (Lavandula angustifolia)

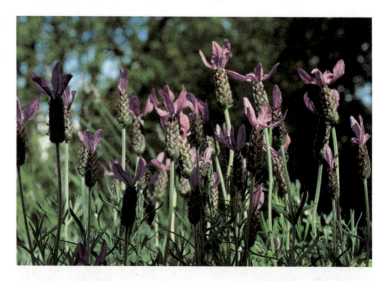

Schopf-Lavendel (Lavandula stoechas)

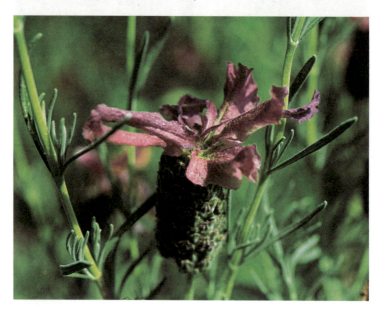

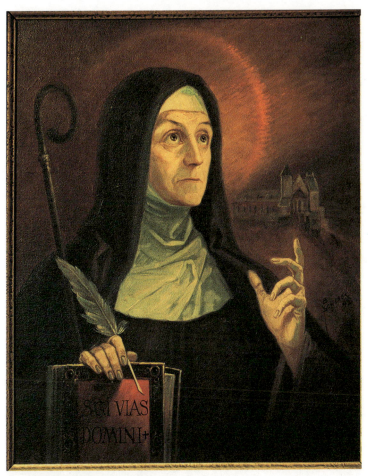

»Die Heilige Hildegard von Bingen als Visionärin«
Gemälde, 20. Jahrhundert

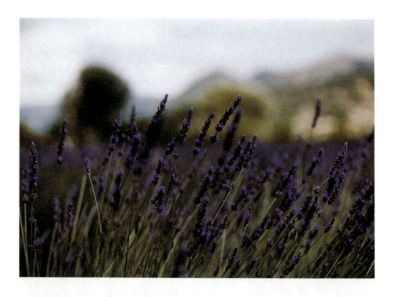

Lavendelfelder in der Provence

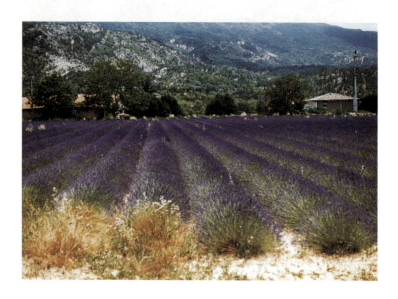

Manche Öle sind besonders schwer. Sie sollten deshalb mit anderen Ölen gemischt werden:

- Aprikosenkernöl – zehnprozentig verdünnt
- Avocadoöl – zehnprozentig verdünnt
- Jojobaöl – zehnprozentig verdünnt
- Olivenöl – zehnprozentig verdünnt
- Weizenkeimöl – als zehnprozentiger Zusatz zu anderen Ölen.

Bevorzugen Sie kaltgepreßte Öle, da diese reiner sind als durch Hitze oder durch chemische Lösungsmittel gewonnene Öle – sie werden von der Haut besser aufgenommen. Verzichten Sie für Massagen auf Lanolin, denn es zieht bei weitem nicht so gut in die Haut ein wie die angeführten Basisöle.

Das Massageöl kann je nach den besonderen Wünschen oder Beschwerden des oder der Massierten auch mit mehreren ätherischen Ölen gemischt werden. Die durchblutende Wirkung der Massage beschleunigt die Aufnahme der ätherischen Essenzen durch die Haut; sie gehen langsam in den Blutkreislauf über. Nach einer solchen Massage sollten Sie zunächst nicht duschen, da das Öl erst nach mehreren Stunden vollkommen aufgenommen ist.

Für eine Massage sollten Sie etwa 1 Eßlöffel Basisöl nehmen, das sind etwa 15 Milliliter. Mischen Sie dem Basisöl Lavendelöl und nach Wunsch auch weitere ätherische Öle bei. Verwenden Sie nicht mehr als 8 Tropfen insgesamt.

Wenn Sie Massageöl in einer größeren Menge herstellen möchten, sollten Sie es anschließend in einem lichtgeschützten Glasgefäß im Kühlschrank aufbewahren. Mischen Sie dann immer im Verhältnis von 2 Millilitern Trägeröl zu einem Tropfen Lavendel, also: 10 Tropfen Lavendelöl auf 20 Milliliter Basisöl, 50 Tropfen auf 100 Milliliter usw.

Mundspülung und Gurgellösung

Eine Mundspülung empfiehlt sich bei akuten Entzündungen im Mund. Geben Sie 3 Tropfen Lavendelöl in Ihr Mundwasser und spülen Sie den Mund damit gründlich um.
Bei Infektionen des Hals- und Rachenraums können Sie mit dieser Lösung hervorragend gurgeln. Mund- oder Rachenspülungen empfehlen sich auch mit lauwarmem Lavendeltee.

Salben

Salben sind streichfähige Arzneizubereitungen. Sie enthalten die Wirkstoffe der Heilpflanze und sind mit einer verreibbaren Trägersubstanz gemischt.
Als verreibbare Trägersubstanzen empfehlen sich:

- Vaseline
- Pflanzenöl gemischt mit Bienenwachs
- wasserhaltige Creme (Emulsion).

Lavendel wirkt adstringierend und desinfizierend und eignet sich deshalb hervorragend für die Hautpflege besonders der unreinen Haut. Als Öl mit einem Wattebausch direkt auf eine Hautunreinheit aufgetragen, wird er diese nach mehrfacher Anwendung zum Abklingen bringen.
Mischen Sie zur täglichen Schönheitspflege 10 bis 15 Tropfen Lavendelöl in 100 Gramm neutrale Creme, die Sie in guten Drogerien oder in der Apotheke fertig kaufen können.
Sie können Salben auch mit Lavendeltinktur (siehe Seite 54) mischen, dann benötigen Sie auf 150 Gramm Vaseline 10 Milliliter Lavendeltinktur.

Tees und Aufgüsse

Wohl kaum eine Heilkräuterzubereitung ist so beliebt wie der Tee. Tee kann allein aus Lavendelblüten, aber auch unter Beimischung anderer Kräuter hergestellt werden, die sich in ihrer Wirkung ergänzen. Im Rezeptteil finden Sie zahlreiche Beispiele (Seite 72 ff.).

Lavendeltees und -aufgüsse werden aus den Blüten hergestellt. Überbrühen Sie je Tasse die in den Rezepten angegebenen Mengen Lavendelblüten mit kochendem Wasser und lassen Sie sie so lange ziehen wie vorgeschrieben.

Hinweis: Im Rezeptteil finden sich – je nach Zubereitung – differierende Mengen- und Zeitangaben.

Richten Sie Tee ausschließlich in Steingut-, Porzellan- oder Glasgefäßen an. Metallkannen oder -tassen sind ungeeignet, da die Inhaltsstoffe des Lavendels mit dem Metall reagieren können.

Hinweis: Kochen Sie die Blüten nicht ab, denn sie verlieren dabei viele Wirkstoffe.

Teekuren dauern in der Regel 3 bis 4 Wochen. Nehmen Sie bei längeren Behandlungen täglich 1 bis 2 Tassen Tee zu sich. Trinken Sie den Tee – falls nicht anders angegeben – warm und ungesüßt. Falls er Ihnen zu bitter schmeckt, können Sie notfalls mit Honig süßen. Beginnen Sie mit $1/2$ Tasse am Morgen und trinken Sie den Rest langsam und schluckweise über den Tag verteilt, am besten immer vor den Mahlzeiten. Der Körper kann so die zugeführten Wirkstoffe besser verarbeiten.

Lavendeltee wirkt bei Abszessen, Allergien, Angina, Bronchitis, Durchfall, Grippe, Gürtelrose, Bluthochdruck und Nebenhöhlenerkrankungen.

Tee kann nicht nur getrunken werden. Wird er äußerlich angewendet, spricht man von Aufgüssen. Sie können diese für Waschungen benutzen – insbesondere bei Hautunreinheiten reinigen Waschungen mit einem Lavendelaufguß sanft und tiefgründig. Tauchen Sie ein sauberes Tuch in den lauwarmen Aufguß und reinigen Sie die problematischen Hautpartien mit sanften, kreisenden Bewegungen. Das leichte Reiben regt die Durchblutung an, wodurch die Wirkstoffe des Lavendels besser in die Haut eindringen.

Wenn Sie Krusten beseitigen möchten, können Sie ein in einen heißen (gerade so heiß, wie Sie es ertragen) Lavendelaufguß getauchtes Tuch auf die Kruste drücken und es 10 Minuten lang leicht darauf halten. Anschließend läßt sich die Kruste mit sanften, kreisenden Bewegungen allmählich lösen. Lassen Sie sich Zeit dabei, sonst reißt die Wunde wieder auf. Der Lavendel wirkt desinfizierend, falls unter der Kruste noch leichte Verletzungen zum Vorschein kommen.

Lavendel in der Hausapotheke

Es ist sehr erfreulich, daß die sanfte Kräuterapotheke in den letzten Jahren wieder an Geltung gewonnen hat. Auch Schulmediziner greifen nicht mehr in jeder Situation gleich zum Rezeptblock, um eine Krankheit mit der »chemischen Keule« zu erschlagen.

Vorbeugung ist zu einem Schlagwort der gesellschaftlichen Diskussion um das Gesundheitswesen geworden. Wo die Kosten für die Behandlungen von Krankheiten ins Unermeßliche steigen, da fragen sich naheliegenderweise immer mehr Menschen und Institutionen, wie Erkrankungen zu vermeiden sind.

Wer seine Gesundheit pflegt, weiß natürlich, wie wichtig eine gesunde Lebensführung ist. Die richtige Zusammenstellung der Ernährung und eine ausgewogene sportliche Betätigung sind jedoch nicht die einzigen vorbeugenden Maßnahmen. Nutzen Sie die Heilkraft der ätherischen Öle, um Ihr Wohlbefinden zu fördern. Einem entspannten und ausgeglichenen Menschen wird es leichter fallen, seine Abwehrkräfte zu entfalten und im Falle einer Erkrankung körpereigene Selbstheilungskräfte freizusetzen.

Wenn Sie bereits erkrankt sind und medizinische Unterstützung in der Kräuterapotheke suchen, müssen Sie mit Sorgfalt vorgehen, obwohl die allermeisten pflanzlichen Heilmittel nicht giftig sind: Sie zeigen keine unerwünschten Nebenwirkungen, sofern sie nicht heillos überdosiert werden. Deshalb darf Ihre Apotheke pflanzliche Zubereitungen rezeptfrei abgeben. Die pharmazeutische Industrie bietet unter der Sammelbezeichnung »Bionorika« fertig zusammengestellte Produkte auf pflanzlicher Basis an, die ebenfalls rezeptfrei sind.

Um diese Mittel richtig und sinnvoll anwenden zu können, müssen Sie jedoch selbst genau wissen, worunter Sie leiden. Es ist wenig hilfreich, eine vermeintliche Bronchitis mit Lavendelanwendungen kurieren zu wollen, wenn es sich in Wahrheit um eine Lungenentzündung handelt. Eine Selbstbehandlung ohne vorhergehende Diagnose durch Arzt oder Heilpraktiker kann in diesem Sinne ausgesprochen schädlich wirken.

Zeigen Sie bei der Behandlung von Familienmitgliedern oder von eigenen Krankheiten Verantwortung. Fragen Sie bei ernsten oder häufig wiederkehrenden Beschwerden sicherheitshalber lieber einen Arzt um Rat.

Selbstbehandlung: Pro und Kontra

Pro:

- Der moderne Patient ist kritisch und informiert. Er ist im wesentlichen über seine Körperfunktionen aufgeklärt und erkennt seine Grenzen.
- Die Selbstbehandlung ist einfach anzuwenden. Es macht weniger Mühe, bei Kopfschmerzen eine kalte Lavendelkompresse anzulegen, als sich zum Arzt zu begeben.
- Es ist dem Körper auf jeden Fall zuträglicher, ihn mit Mitteln aus der Natur zu behandeln als mit chemischen Arzneien.
- Auch regelmäßige Arztbesuche schützen nicht vor schädlichen Medikamenten. Viele Menschen nehmen dauerhaft fehlerhafte Medikamentendosierungen zu sich.
- Heilpflanzen enthalten so gut wie keine suchterzeugenden Wirkstoffe, Abhängigkeiten treten sehr selten auf (in diesem Zusammenhang sei allerdings einschränkend auf den alkoholischen Anteil von Tinkturen hingewiesen).

Kontra:

- Die meisten Menschen verfügen nur über bruchstückhafte Kenntnisse über Entstehung und mögliche Folgen einer Krankheit. Die Gefahr einer falschen Einschätzung ist vergleichsweise hoch.
- Die wenigsten Menschen kennen Wirkung, Wechselwirkung und richtige Dosierung der Heilpflanzen genau. Nicht umsonst aber werden diese in der Fachsprache als Drogen bezeichnet: Es gibt Wirkstoffe, so Digitalis oder Arnika, deren Überdosierung lebensbedrohlich sein kann.
- Selbstbehandlung vermittelt ein Gefühl der Sicherheit, das trügerisch sein kann. Möglicherweise werden nur die Symptome gelindert, während die Krankheit weiterbesteht und vielleicht schlimmstenfalls chronisch wird.

Entscheiden Sie selbst, wo Sie sich in dieser Bandbreite der Einschätzungen einordnen und wieviel Sicherheit bei der Selbstbehandlung Sie sich zutrauen. Lavendel gehört zwar zu den sanften Heilkräutern und zeigt keine Nebenwirkungen, aber das Risiko, ernstzunehmende Erkrankungen zu übersehen, sollte nicht vernachlässigt werden.

Bei bereits eingetretenen Erkrankungen kann die Kräuterapotheke die mit einem Arzt abgestimmte Behandlung wunderbar unterstützen. Wenn Sie unter chronischen Beschwerden leiden, werden Sie im Laufe der Zeit sicher auch selbst herausfinden, was Ihnen hilft.

Allergikern ist zu raten, vor Verwendung einer Essenz einen Allergietest durchzuführen. Tragen Sie eine kleine Menge Lavendelöl in der Ellenbeuge auf und warten Sie ab, ob Ihre Haut innerhalb von 48 Stunden darauf reagiert. Da Lavendelöl aber, wie schon gesagt, ein sehr mildes Öl ist, wird dies nur bei sehr wenigen Menschen geschehen.

In vielen Fällen ergänzen sich die ätherischen Öle und die anderen Wirkstoffe verschiedener Pflanzen auf sehr günstige Weise. Da Lavendel ein sehr sanftes Heilmittel ist, ist es oft angezeigt, ihm bei akuten Beschwerden verwandte und verstärkende oder aber ergänzende pflanzliche Wirkstoffe zur Seite zu stellen. Im Team erweisen pflanzliche Heilmittel oft erst ihre wahre Stärke. Die nachfolgend vorgestellten Rezepte berücksichtigen diese Tatsache.

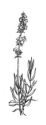

So behandeln Sie mit Lavendel – Beschwerden von A–Z

Akne

Lavandinauflage

10 Tropfen Lavandinöl
$1/2$ l Wasser

Geben Sie das Lavandinöl in den $1/2$ Liter Wasser. Tränken Sie dann ein ausreichend großes Mulltuch mit der Flüssigkeit und drücken Sie es leicht aus.
Anwendung: Legen Sie das Tuch für 10 Minuten auf die befallenen Gesichtsteile.

Angstzustände, allgemeine

Unspezifische Angstzustände gehen häufig mit einer depressiven Verstimmung oder einer großen psychischen Belastung einher. In allen Fällen ist es hilfreich, sich zu entspannen und etwas Licht in den düsteren Alltag zu bringen. Versuchen Sie dies einmal mit folgender Duftlampenmischung:

Erhellender Duft

5 Tropfen Lavendelöl
3 Tropfen Geranienöl
3 Tropfen Bergamotteöl
1 Tropfen Angelikaöl

Geben Sie die Öle in die Duftlampe.
Anwendung: Setzen Sie sich in die Nähe der Duftlampe. Atmen
Sie einige Minuten lang ruhig und gleichmäßig ein und aus.

Appetitlosigkeit

Appetitanregender Lavendelzucker

5–8 Tropfen Lavendelöl (extra oder fein)
Würfelzucker

Geben Sie die Lavendelöltropfen auf 1 Stück Zucker.
Dosierung: Lassen Sie täglich 1 Stück Lavendelzucker im Mund
zergehen.

Asthma, akuter Anfall

Lavendel-Weizengras-Saft

40 g Lavendelblüten
30 g Anissamen
40 g Pfefferminzblätter
25 g Salbeiblätter
$^1/_2$ l Wasser
$^1/_2$ l Weizengrassaft

Kochen Sie alle Zutaten bis auf den Weizengrassaft in einem
offenen Topf so lange, bis die Flüssigkeit zur Hälfte verdunstet

ist. Gießen Sie dann die übriggebliebene Mischung durch ein Sieb. Wenn die Flüssigkeit abgekühlt ist, können Sie den Weizengrassaft untermischen.

Dosierung: Trinken Sie den Saft bei einem akuten Asthmaanfall langsam und in kleinen Schlucken.

Hinweis: Im Reformhaus oder im Naturkostladen bekommen Sie Weizengraspulver, das Sie mit Wasser zu Saft anrühren können. Weizengrassaft darf nicht gekocht werden! Den Lavendel-Weizengras-Saft kann man vorbereiten und bis zu 2 Wochen im Kühlschrank aufbewahren.

Asthma, chronisches

Sollten Sie unter chronischem Asthma leiden, so sind Sie sicher in regelmäßiger ärztlicher Behandlung. Unterstützen Sie die Therapie mit folgendem Tee:

Asthma-Tee

20 g Lavendelblüten
60 g Eukalyptusblätter
60 g Quebrachorinde
60 g Salbeiblätter
60 g Lungenkraut
60 g Fenchelholzwurzel
120 g Kakaoschalen

Mischen Sie die Kräuter gut und bewahren Sie sie in einem festverschlossenen Gefäß auf. Überbrühen Sie 1 Teelöffel Kräutermischung mit 1 Tasse kochendem Wasser. Lassen Sie den Aufguß 5 Minuten lang ziehen und filtern Sie ihn anschließend.

Dosierung: Trinken Sie morgens und abends jeweils 1 Tasse Tee.

Ausfluß

Heilende Kräuterspülung

10 g Lavendelblüten
10 g Ratanhiawurzel
10 g Chinarinde
10 g Eichenrinde
10 g Schachtelhalmkraut
10 g Stiefmütterchenkraut
10 g Walnußblätter

Mischen Sie die Kräuter gut und bewahren Sie sie in einem festverschlossenen Gefäß auf. Brühen Sie jeweils 2 Teelöffel Kräutermischung mit 2 Tassen kochendem Wasser auf. Lassen Sie den Aufguß 10 Minuten lang ziehen und filtern Sie ihn anschließend.
Anwendung: Geben Sie die Flüssigkeit in ein Gefäß mit einer Schütte und spülen Sie morgens und abends Ihre Schamlippen äußerlich mit dem abgekühlten Aufguß.

Bauchkrämpfe

In der Volksmedizin gilt folgende Teezubereitung als unterstützendes Heilmittel bei Krämpfen im Verdauungsbereich:

Krampflösender Lavendeltee

1 TL Lavendelblüten

Überbrühen Sie die Lavendelblüten mit kochendem Wasser. Lassen Sie alles 5 Minuten ziehen und filtern Sie den Aufguß anschließend.
Dosierung: Trinken Sie täglich 1 bis 2 Tassen.

Blähungen

Die Volksmedizin empfiehlt folgendes Mittel gegen leichte Blähungen:

Lavendeltropfen

5 Tropfen Lavendelöl (extra oder fein)
Würfelzucker

Geben Sie das Öl auf 1 Stück Würfelzucker.
Dosierung: Lassen Sie dreimal täglich 1 Stück Lavendelzucker im Mund zergehen.

Hinweis: Vermeiden Sie eine Überdosierung! Bei besonders empfindlichen Personen könnte dies zu erhöhter Schläfrigkeit führen.

Massage gegen Blähungen

6 Tropfen Lavendelöl
12 Tropfen Wacholderöl
12 Tropfen Rosmarinöl
20 Tropfen Lorbeeröl
10 g Bienenwachs
120 g Wollwachs

Schmelzen Sie die beiden Wachse im Wasserbad und fügen Sie unter ständigem Rühren die Öle hinzu. Geben Sie die Masse in ein Töpfchen und lassen Sie sie abkühlen.
Anwendung: Nehmen Sie mit den Fingerspitzen beider Hände eine Portion Massagecreme und massieren Sie damit ungefähr 10 Minuten lang sorgfältig den Unterbauch.

Blasenentzündung

Sie können eine medikamentöse Therapie dieser Erkrankung äußerlich durch eine entzündungshemmende Spülung unterstützen.

Entzündungshemmende Lavendelspülung

5 Tropfen Spiköl
$^1/_2$ l abgekochtes Wasser

Geben Sie das Öl ins Wasser, am besten in ein Gefäß mit einer Ausgußtülle. Setzen Sie sich breitbeinig auf die Toilette oder den Badewannenrand und lassen Sie die Spülung in mehreren Etappen äußerlich über Ihre Schamlippen laufen.

Brandwunden, leichte

Es versteht sich von selbst, daß Sie bei einer schweren Brandverletzung unverzüglich ärztliche Hilfe suchen sollten. Handelt es sich jedoch um eine leichtere Brandwunde, so reinigen Sie sie zuerst und legen Sie dann einen Lavendelumschlag auf:

Lavendelumschlag

Tränken Sie eine sterile Mullkompresse mit Lavendelöl und legen Sie sie auf die verbrannte Hautpartie; fixieren Sie sie mit Verbandpflaster. Wechseln Sie die Kompresse 24 Stunden lang alle 2 Stunden; anschließend muß eine deutliche Besserung zu sehen sein. Bis zum völligen Abheilen der verbrannten Stelle können Sie die Haut noch mit einem Heilöl behandeln. Stellen Sie dieses wie folgt her:

Brandwundenheilöl

6 Tropfen Lavendelöl
2 Tropfen Geranienöl
1 TL Olivenöl

Mischen Sie die Öle und verteilen Sie sie anschließend vorsichtig über die verbrannte Hautpartie. Wiederholen Sie die Anwendung viermal am Tag, bis die Haut geheilt ist.

Bronchitis

Selbstverständlich gehört eine richtige Bronchitis in die Behandlung eines Fachmannes oder einer Fachfrau. Sie können jedoch die Therapie mit folgendem Tee unterstützen.

Husten-Tee

25 g Lavendelblüten
25 g Malvenblüten
25 g Huflattichblätter
25 g Schafgarbenkraut

Mischen Sie die Kräuter gut und bewahren Sie sie in einem festverschlossenen Gefäß auf. Für 1 Portion Tee überbrühen Sie 1 Eßlöffel Kräutermischung mit Wasser. Lassen Sie den Aufguß 7 Minuten lang ziehen und filtern Sie ihn dann.
Dosierung: Trinken Sie mehrmals täglich 1 Tasse warmen Tee.

Einreibung

1 Teil Lavendelöl
2 Teile Pfefferminzöl
1 Teil Teebaumöl
1 Teil Thymianöl

Anwendung: Mischen Sie die Öle und reiben Sie Brust und Rücken morgens und abends mit dem Inhalationsölgemisch ein.

Hinweis: Das Pfefferminzöl eignet sich nicht zur Anwendung bei Säuglingen und Kleinkindern; ersetzen Sie es hier durch insgesamt 3 Teile Lavendelöl.

Depressionen

Kräutertee mit Honig

10 g Lavendelblüten
25 g Baldrian
15 g Angelika (Engelwurz)
10 g Melisse
25 g Johanniskraut
10 g Rosmarin
10 g Pfefferminze
 2 TL Honig

Geben Sie 1 Teelöffel dieser Mischung in eine Tasse. Übergießen Sie sie mit kochendem Wasser, lassen Sie den Aufguß ziehen, gießen Sie ihn durch ein Teesieb und rühren Sie den Honig unter. **Dosierung:** Trinken Sie je 1 Tasse morgens, mittags und abends.

Hinweis: Die angegebene Menge an Heilkräutern reicht für einen gewissen Vorrat. Grundsätzlich gilt, daß man Heilkräuter und -pflanzen nicht länger als 1 Jahr aufbewahren sollte, da sie sonst ihre Wirksamkeit verlieren.

In der Volksmedizin galt Lavendel unter anderem auch als Mittel zur Empfängnisverhütung. Darauf bezieht sich der alte Reim:
Lavendel, Myrte, Thymian, wächst in unserm Garten. Unser Ännchen ist schon Braut, kann nicht länger warten.

Auch Männern mit Erektionsproblemen kann mit Lavendel angeblich geholfen werden. Es heißt, daß sie lediglich regelmäßig an einer Duftlampe mit Lavendelöl zu riechen brauchen ...

Erschöpfung, nervöse

Beruhigender Lavendeltee

2 TL Lavendelblüten

Übergießen Sie die Blüten mit 1 Tasse heißem Wasser und lassen Sie den Aufguß 8 Minuten lang zugedeckt stehen. Anschließend filtern.
Dosierung: Trinken Sie mehrmals täglich 1 Tasse, vor allem vor dem Schlafengehen.

Hinweis: Bereiten Sie jede Tasse frisch zu.

Beruhigendes Lavendelbad

50 g Lavendelblüten

Bringen Sie die Lavendelblüten in 1 Liter Wasser zum Sieden – aber nicht ganz aufkochen lassen! Lassen Sie den Aufguß 8 Minuten ziehen und filtern Sie ihn dann; geben Sie die Flüssigkeit in Ihr Badewasser. Bleiben Sie ungefähr 15 Minuten im 38 °C warmen Wasser liegen und legen Sie sich danach zu Bett.

Erste Hilfe

Nasenbluten: Geben Sie 2 Tropfen Lavendelöl in ein kleines Gefäß mit Wasser. Tauchen Sie einen Waschlappen in die Flüssigkeit, wringen ihn gut aus und legen ihn sofort über das Nasenbein.

Sportverletzungen: Tragen Sie auf offene Wunden einige Tropfen Lavendelöl auf. Für einen Umschlag bei einer Zerrung lösen Sie 4 Tropfen Lavendelöl in 1 Liter Wasser auf.

Verbrennungen: Tragen Sie unverdünntes Lavendelöl mehrmals auf die verbrannte Hautpartie auf.

Füße, müde und geschwollene

Fußbad

Reiben Sie sich einige Tropfen Lavendelöl zwischen die Zehen und machen Sie anschließend ein warmes Fußbad in salzhaltigem Wasser.

Hinweis: Benutzen Sie zum Beispiel Salz vom Toten Meer (aus der Apotheke oder dem Reformhaus). Ihm wird besonders große Heilkraft nachgesagt.

Gallenblasenbeschwerden

Lavendeltee für die Gallenblase

1 g Lavendelblüten

Überbrühen Sie die Blüten mit 100 Milliliter kochendem Wasser. Lassen Sie den Tee 5 Minuten ziehen und filtern Sie ihn anschließend.

Dosierung: Trinken Sie nicht mehr als 2 Tassen von diesem Tee pro Tag, und nicht über einen längeren Zeitraum.

Hinweis: Der Lavendeltee regt den Gallenfluß an.

Haarausfall

Der Grund für Haarausfall ist oftmals eine entzündete Kopfhaut. Die antimikrobielle Wirkung des Lavendels fördert in diesem Fall den Heilungsprozeß.

Lavendeltinktur

15 g Lavendelblüten
100 ml Alkohol (30 %)

Setzen Sie, wie auf Seite 54 beschrieben, aus den Zutaten eine Lavendeltinktur an. Reiben Sie die Kopfhaut mit der Tinktur ein, lassen Sie sie eine Viertelstunde einwirken und waschen Sie das Haar anschließend aus.

Hinweis: Vervielfachen Sie die Mengenangaben der beiden Zutaten und stellen Sie so einen Vorrat von der Lavendeltinktur her.

Um die Jahrhundertwende vertrieben gleich zwei Arzneimittelfirmen – die Firma H. Jahns in Berlin-Lichterfelde und eine Firma Schröder – unter dem Namen *Harzer Gebirgstee* eine gehaltvolle Kräutermischung mit abführender Wirkung.
Die Zutaten bei Jahns: Lavendelblüten, Walnußblätter, Schwarzer-Holunder-Blätter, Stiefmütterchen, Süßholzwurzel, Harnkraut, Eibischwurzel, Korianderfrüchte, Ringelblumenblüten, Fenchelholzblätter, Sennesblätter, Schafgarbe, Pfefferminze, Majoran und Königskerzenblüten.
Die Zutaten bei Schröder: Lavendelblüten, Schwarzer-Holunder-Blätter, Ringelblumenblüten, Schafgarbe, Sennesblätter, Eibischwurzel, Süßholzwurzel, Huflattichblätter, Fenchelholzblätter und Korianderfrüchte.

Haut, wunde

Lavendelheilcreme

15 ml Bienenwachs
5 ml Aprikosenkernöl
45 ml Lavendelextrakt
15 ml Mandelöl
40 Tropfen Lavandinöl

Lassen Sie das Wachs im Wasserbad weich werden. Erwärmen Sie das Aprikosenkern- und das Mandelöl und geben Sie sie zu dem Wachs. Rühren Sie dann den Lavendelextrakt unter und lassen Sie die Mischung abkühlen. Zuletzt fügen Sie das Lavandinöl hinzu. Füllen Sie die Creme in gut verschließbare Marmeladengläser.

Hinweis: Da die Größe herkömmlicher Marmeladengläser nicht der Menge einer Cremeportion entspricht, sollten Sie leere Cremetöpfchen sammeln und die Lavendelheilcreme hineinfüllen. Vergessen Sie nicht, die Töpfchen neu zu etikettieren.

Heiserkeit

Die folgende Mischung ist laut Volksmedizin ein unschlagbares Mittel zur Bekämpfung von Heiserkeit.

Lavendelrum

$1/2$ Tasse frische Lavendelblüten
2 Tassen Rum

Geben Sie die Lavendelblüten mit dem Rum in ein fest verschließbares Marmeladenglas. Stellen Sie es an einen kühlen, trockenen Platz und schütteln Sie es 5 Tage lang zweimal täglich.

Dosierung: 1 Eßlöffel voll alle 1 $\frac{1}{2}$ Stunden einnehmen.

Hinweis: Bereiten Sie den Lavendelrum in Zeiten erhöhter Erkältungsgefahr oder bei zu erwartender Stimmbeanspruchung vorbeugend vor; es dauert nämlich 5 Tage, ehe Sie ihn anwenden können. Lavendelrum eignet sich selbstverständlich nicht für Kinder, Alkoholkranke und werdende Mütter.

Auch in der Kräuterapotheke für Hunde hat Lavendel einen angestammten Platz. Der intensive Geruch vertreibt nämlich Zecken, Fliegen, Flöhe und andere Insekten, die den Hunden auf den Pelz rücken.

Füllen Sie also zum Beispiel ein Leinensäckchen mit getrockneten Lavendelblüten, Zitronenmelisse und Zedernholzstückchen und legen Sie es in den Hundekorb.

Alternativ können Sie auch 2 Tropfen Lavendelöl in 100 Milliliter Gesichtswasser für normale Haut geben. Sprühen Sie Ihren Hund vor dem Spaziergang damit ein, aber sparen Sie dabei unbedingt seinen Kopf aus.

Herzbeschwerden, nervöse

Kräutertee

30 g Lavendelblüten
30 g Baldrianwurzel
30 g Kraut vom Herzgespann
30 g Kümmelsamen
30 g Fenchelsamen

Mischen Sie die Kräuter gut und bewahren Sie sie in einem festverschlossenen Gefäß auf. Überbrühen Sie pro Portion 1 Eß-

löffel Kräutermischung mit 1 Tasse Wasser. Lassen Sie den Tee 7 Minuten ziehen und filtern Sie ihn anschließend.
Dosierung: Trinken Sie dreimal täglich langsam 1 Tasse Tee.

Herz-Kreislauf-Beschwerden

Selbstverständlich gehen Sie mit anhaltenden Herz-Kreislauf-Beschwerden zum Arzt. Unabhängig davon, was er Ihnen verordnet hat, können Sie Ihr Herz und Ihren Kreislauf mit folgender Teezubereitung unterstützen.

Herz-Kreislauf-Tee

10 g Lavendelblüten
10 g Pfefferminze
10 g Rosmarinblätter
20 g Weißdornblüten
20 g Zinnkrautblätter
40 g Mistelblätter
Wasser

Mischen Sie die Kräuter gründlich und geben Sie sie in eine gut verschließbare Dose. Überbrühen Sie 1 Teelöffel Kräuter mit 1 Tasse kochendem Wasser. Lassen Sie den Aufguß 5 Minuten ziehen und filtern Sie ihn anschließend.
Dosierung: Trinken Sie mehrere Wochen lang 3 bis 4 Tassen täglich.

Kreislauf-Lavendelbad

100 g Lavendelblüten

Geben Sie die Blüten in 2 Liter heißes Wasser. Lassen Sie sie kurz sieden. Anschließend filtern Sie den Aufguß und geben ihn ins Badewasser.

Husten

Lavendelhonig

2 Tropfen Lavendelöl (extra oder fein)
1 TL Honig

Träufeln Sie das Lavendelöl auf den Honig und nehmen Sie ihn sofort ein. Diese Mischung wirkt hustenreizlindernd.

Schleimlösender Lavendeltee

1 TL Lavendelblüten
1 TL Honig

Übergießen Sie die Lavendelblüten mit 100 Milliliter kochendem Wasser und lassen Sie den Aufguß 7 Minuten ziehen. Dann filtern Sie ihn und rühren den Honig unter.

Dosierung: Trinken Sie zweimal am Tag 1 Tasse dieses Lavendeltees.

Insektenstiche

Sollten Sie von einer Wespe oder Biene gestochen worden sein, so entfernen Sie zunächst vorsichtig den Stachel. Ziehen Sie den Stachel jedoch niemals mit den Fingern heraus. Es besteht die Gefahr, daß Sie dabei unabsichtlich die Giftblase zusammendrücken, die dadurch vollkommen entleert wird. Am besten behelfen Sie sich mit einer Pinzette.

Insektenheilöl

1 Tropfen Lavendelöl
1 Tropfen Teebaumöl

Anwendung: Geben Sie die beiden Tropfen Öl nacheinander auf die Einstichstelle. Wiederholen Sie diese Behandlung stündlich, bis Rötung und Schwellung zurückgegangen sind.

Mit Lavendel können Sie auch Ihrer Katze etwas Gutes tun! Wenn Sie 1 bis 3 Tropfen der folgende Ölmischung auf ihr Spielzeug geben, werden ihre Lebensgeister geweckt:

1 Teil Lavendelöl   1 Teil Korianderöl
1 Teil Zedernöl   1 Teil Melissenöl

Kopfläuse

Lavendelessig

100 g Lavendelblüten
$^1/_2$ l Essig

Legen Sie die Lavendelblüten 3 Wochen lang in einem gut verschließbaren Gefäß in Essig ein. Schütteln Sie das Gefäß im Laufe der Zeit mehrmals gut durch. Anschließend filtern.
Anwendung: Reiben Sie den Kopf mehrmals täglich mit dem Lavendelessig ein.

Hinweis: Es ist ratsam, stets eine geeignete Menge Lavendelessig im Haus zu haben.

Lavendelshampoo

Sollten Sie von Kopfläusen befallen sein und gerade keinen Lavendelessig zur Hand haben, können Sie auch mit folgender Mischung versuchen, der lästigen Tierchen Herr zu werden:

10 Tropfen Spiköl
Shampoo

Mischen Sie das Spiköl in Ihr normales Shampoo.

Anwendung: Massieren Sie die übliche Menge Shampoo ins Haar und lassen Sie es 10 Minuten lang einwirken. Anschließend ausspülen.

Kopfschmerzen

Schmerzlösender Lavendelzucker

2 Tropfen Lavendelöl (extra oder fein)
Würfelzucker

Geben Sie die Lavendelöltropfen auf 1 Stück Zucker.
Dosierung: Lassen Sie täglich 1 Stück Lavendelzucker im Mund zergehen.

Tee gegen Kopfschmerzen

Wenn Sie die im folgenden angegebenen Mengen an Kräutern und Heilpflanzen kaufen, haben Sie einen Vorrat für mehrere Kopfschmerzanfälle.

2 Teile Lavendelblüten
2 Teile Melissenblätter
2 Teile Pomeranzenschalen
2 Teile Hopfenzapfen
14 Teile Baldrianwurzel

Mischen Sie die Kräuter gründlich durch. Bei Bedarf überbrühen Sie 2 Teelöffel der Mischung mit 1 Tasse kochendem Wasser. Lassen Sie den Aufguß abgedeckt 5 Minuten lang ziehen und filtern Sie ihn anschließend.
Dosierung: Trinken Sie zweimal täglich 1 Tasse.

Zweiter Tee gegen Kopfschmerzen

Sollte Ihnen die eine oder andere Zutat des obengenannten Teerezepts geschmacklich nicht schmecken, so versuchen Sie doch einmal mit nachfolgender Mischung, Ihre Kopfschmerzen zu bekämpfen.

10 g Lavendelblüten
10 g Pfefferminzblätter
20 g Kamillenblüten
10 g Arnikablüten
30 g Goldmelissenkraut
50 g Schlüsselblumen
10 g Ringelblumen

Mischen Sie alle Kräuter gut durch. Geben Sie sie in ein festverschlossenes, lichtdichtes Gefäß. Überbrühen Sie bei Bedarf 1 Teelöffel der Kräutermischung mit 1 Tasse kochendem Wasser und lassen Sie den Tee 5 Minuten ziehen. Anschließend filtern Sie ihn.

Dosierung: Bei einem akuten Kopfschmerzanfall trinken Sie alle 2 Stunden $^1/_2$ Tasse Tee.

Hinweis: Sollten Sie gleichzeitig Schmerztabletten einnehmen, so verringern Sie die Dosis um die Hälfte.

Lavendelkompresse

Das hilft bei einem akuten Kopfschmerzanfall:
Tränken Sie ein Mulltuch mit Lavendelspiritus, den Sie in der Apotheke bekommen; drücken Sie das Tuch anschließend ein wenig aus. Legen Sie sich die kalte Kompresse auf die Stirn und ruhen Sie damit $^1/_2$ Stunde lang liegend aus.

Lassen Sie Ihre Liebesbriefe duften! Geben Sie dazu einige Tropfen Lavendelöl in rote oder blaue Tinte und füllen Sie damit Ihren Füllfederhalter.

Lippen, rauhe

Lavendelcreme mit Rizinusöl

100 g Basiscreme
10 ml Lavendelöl
15 ml Rizinusöl

Vermischen Sie alle Zutaten gut.
Anwendung: Tragen Sie die Creme bei rauhen und rissigen Lippen mehrmals täglich auf.

Magenschmerzen

Heiltee

1 EL Lavendelblüten

Überbrühen Sie die Blüten mit $1/4$ Liter kochendem Wasser. Lassen Sie den Tee 10 Minuten lang abgedeckt ziehen und filtern Sie ihn anschließend.
Dosierung: Trinken Sie täglich $1/2$ Tasse, allerdings höchstens 10 Tage lang.

Migräne

Lavendelinhalation

3 Tropfen Lavendelöl (extra, fein oder Lavandin super)
3 Tropfen Melissenöl

Erhitzen Sie Wasser in einem flachen Gefäß bis zum Siedepunkt. Geben Sie dann die Öltropfen hinein.

Anwendung: Beugen Sie sich mit dem Kopf so dicht es geht darüber und bauen Sie mit einem Handtuch eine Art Zelt um Ihren Kopf und das Gefäß. Schließen Sie die Augen und atmen Sie, solange das Wasser dampft, langsam und tief ein und aus.

Hinweis: Durch den Wasserdampf wird Ihr Gesicht schnell feucht und erhitzt sein. Tupfen Sie sich nach Beendigung des Dampfbades gründlich trocken, damit Sie sich nicht erkälten.
Sollten Sie häufiger Dampfbäder machen, lohnt es sich, über die Anschaffung einer Einzelkochplatte nachzudenken. Der Vorteil besteht darin, daß Sie das Gefäß mit dem Wasser während der Inhalation auf der Platte stehenlassen können und die Hitze somit spontan regulierbar und vor allem für längere Dampfbäder erhalten bleibt.

Duftlampe

Sollte Ihnen die recht intensive Inhalation nicht bekommen oder zum Beispiel Ihre Haut reizen, so versuchen Sie es alternativ mit einer Migränebehandlung über die Duftlampe. Geben Sie dazu die im vorigen Rezept angegebene Menge Öle in Ihre Duftlampe und setzen Sie sich in deren Nähe. Schließen Sie die Augen und versuchen Sie, tief zu entspannen.

Ein altes Hausrezept: Wenn Sie die Motten aus Ihrem Kleiderschrank verbannen wollen, füllen Sie mehrere Leinensäckchen mit frischen Lavendelblüten. Versehen Sie die Säckchen mit Bändeln und hängen Sie einige im Abstand von zwanzig Zentimetern an die Kleiderstange. Legen Sie weitere Lavendelsäckchen zwischen Ihre Wäsche.

Muskelkater

Badezusatz

$1/2$ Becher Sahne
2 Tropfen Eukalyptusöl
7 Tropfen Lavendelöl

Mischen Sie die Öle unter die Sahne und geben Sie das Ganze ins Badewasser.

Nagelbettinfektionen

Wenn Sie unter einer Infektion am Nagelbett leiden, sollten Sie den entsprechenden Finger- oder Zehennagel bis zur vollständigen Abheilung zweimal täglich mit unverdünntem Lavendelöl einreiben.

Nasennebenhöhlenentzündung

Inhalation

1 ml Spiköl
5 ml Eukalyptusöl

Geben Sie die Öle in die Duftlampe.

Anwendung: Setzen Sie sich in die Nähe der Duftlampe und atmen Sie mehrere Minuten lang tief ein und aus.

Hinweis: Diese Anwendung ist aufgrund des hohen Kampfergehalts im Eukalyptusöl nicht für Säuglinge und Kleinkinder sowie Schwangere geeignet.

Massage

Sollte Ihnen die Anwendung über die Duftlampe nicht genügen, so können Sie auch je 1 Tropfen Lavandinöl in die Nasenflügel und oberhalb der Augenbrauen einmassieren.

Neuralgien

Neuralgien sind Nervenschmerzen, die an bestimmten Körperstellen auftreten.

Lavendeleinreibung

2 Handvoll Lavendelblüten
1 l Alkohol (90–96 %)

Übergießen Sie die Blüten mit dem Alkohol und lassen Sie die Mischung 1 Woche lang in einem gut verschlossenen Gefäß stehen; zwischendurch hin und wieder schütteln, schließlich filtern.
Anwendung: Reiben Sie die schmerzenden Körperstellen mehrmals täglich mit dem unverdünnten Lavendelspiritus ein, den Sie auch in der Apotheke bekommen.

Lavendelbad

100 g Lavendelblüten

Kochen Sie die Lavendelblüten in 1 Liter Wasser kurz auf. Geben Sie dann den Aufguß ins ungefähr 38 °C warme Badewasser und baden Sie eine Viertelstunde lang darin.

Ohrenschmerzen

Lavendel-Ohrentropfen

45 Tropfen Lavandinöl
15 ml Johanniskrautöl

Vermischen Sie die beiden Öle in einem kleinen Gefäß und halten Sie sie lauwarm.
Anwendung: Träufeln Sie einige Tropfen dieser Mischung in das kranke Ohr.

Pilzinfektionen

Essig trägt zur Reinigung und Entgiftung des Körpers bei. Deshalb unterstützt er die Wirkung des Spiköls bei Pilzinfektionen.

Vollbad: 150 ml Obst- oder Apfelessig
10–12 Tropfen Spiköl
Fußbad: 4 EL Obst- oder Apfelessig
6 Tropfen Spiköl
Sitzbad: 3 EL Obst- oder Apfelessig
8 Tropfen Spiköl

Vermischen Sie den Essig mit dem Spiköl.
Anwendung: Geben Sie die Flüssigkeit dem Badewasser bei.

Rachenentzündung

Aufguß zum Gurgeln

20 g Lavendelblüten
20 g Ackerschachtelhalm
20 g Eibischblätter
20 g Ruhrkrautblüten
20 g Holunderblüten

Übergießen Sie die Zutaten mit 2 Litern kochendem Wasser. 10 Minuten lang ziehen lassen, anschließend filtern.
Anwendung: Gurgeln Sie mehrmals täglich mit 1 Mundvoll der Flüssigkeit.

Hinweis: Ruhrkrautblüten zählen zu den sogenannten Schönungsdrogen. Diese werden Tees aus optischen Gründen beigemischt, da sie den oft dunkel-bräunlichen Kräutermischungen kleine farbliche Tupfer verleihen.

Möchten Sie Ihre Wohnung mit würzigem Lavendelduft erfüllen? Dann stellen Sie am besten folgendes Raumspray her:

Lavendel-Raumspray
Mischen Sie einige Tropfen Lavendelöl mit lauwarmem Wasser. Füllen Sie eine Sprühflasche mit dem Wasser und verteilen Sie Ihr Duftspray im Raum.

Reizmagen, nervöser

»Die Sache ist mir auf den Magen geschlagen«: Viele Magenbeschwerden haben keine organische Krankheitsursache, sondern beruhen auf allgemeiner Nervosität, Sorgen und Streß. Natürlich sollten Sie bei anhaltenden Magenbeschwerden durch einen Arzt ausschließen lassen, daß dieses Organ ernsthaft erkrankt ist. Diagnostiziert man bei Ihnen jedoch einen sogenannten Reizmagen, so können Sie versuchen, mit folgenden Rezepten aus der Heilkräuterapotheke die Krämpfe und Spannungen zu lösen.

Krampflösender Lavendelzucker

5 Tropfen Lavendelöl (extra oder fein)
Würfelzucker

Geben Sie die Lavendelöltropfen auf 1 Stück Zucker.

Dosierung: Lassen Sie täglich 1 bis 2 Stück Lavendelzucker im Mund zergehen.

Rheumatische Beschwerden

Zu den sogenannten rheumatischen Beschwerden gehören ungefähr 100 verschiedene Krankheitsbilder – vor allem Entzündungen der Gelenke.

Einreibung mit Lavendelspiritus

Lavendelspiritus bekommen Sie in der Apotheke. Je nach Intensität der Beschwerden sollten Sie alle paar Tage oder sogar täglich die entsprechenden Körperstellen damit einreiben.

Kompresse mit Lavendeltinktur

30 g Lavendelblüten
150 ml Alkohol (30 %)

Die Lavendeltinktur können Sie mit den aufgeführten Zutaten selbst ansetzen (siehe Seite 54) oder in der Apotheke kaufen. Tauchen Sie dann ein ausreichend großes Stück Mullstoff in die Flüssigkeit und legen es auf den schmerzenden Körperteil. Decken Sie das Ganze mit einem trockenen Handtuch ab und ruhen Sie sich aus. Nach einer Viertelstunde entfernen Sie die Kompresse.

Vollbad mit Lavendel

100 g Lavendelblüten

Übergießen Sie die Lavendelblüten mit 1 Liter Wasser und lassen Sie die Mischung kurz aufkochen. Geben Sie dann den Aufguß ins Badewasser und baden Sie etwa eine Viertelstunde darin.

Hinweis: Wenn Sie an Armen oder Beinen rheumatische Beschwerden haben, können Sie den Lavendelaufguß bei entsprechend geringerer Dosierung auch Teilbädern zusetzen.

Lavendelumschlag

Zur Behandlung von rheumatischen Beschwerden werden in der Volksmedizin gern sogenannte »Bähungen« gemacht. Das sind Kräuterumschläge, die den Vorteil haben, daß die Kräuter eine Zeitlang direkt auf die betroffenen Stellen einwirken können. Versuchen Sie es einmal mit einer Lavendelbähung.

20 g Lavendelblüten
Mulltücher

Brühen Sie die Lavendelblüten mit heißem Wasser auf. Schlagen Sie sie anschließend in ein Mulltuch ein.
Anwendung: Legen Sie den Lavendelumschlag auf den schmerzenden Körperteil und bedecken Sie ihn dann gut mit weiteren wärmenden Tüchern. Erneuern Sie den Umschlag jede Stunde, ungefähr $\frac{1}{2}$ Tag lang.

Aromabad

Essig trägt zur Reinigung und Entgiftung des Körpers bei. Deshalb unterstützt er die Wirkung des Lavendelöls bei rheumatischen Beschwerden.

Vollbad: 150 ml Obst- oder Apfelessig
10–12 Tropfen Lavendelöl
Fußbad: 4 EL Obst- oder Apfelessig
6 Tropfen Lavendelöl
Sitzbad: 3 EL Obst- oder Apfelessig
8 Tropfen Lavendelöl

Vermischen Sie den Essig mit dem Lavendelöl.
Anwendung: Geben Sie die Flüssigkeit dem Badewasser bei.

Schlafstörungen

Lavendelkissen

200 g Lavendelblüten
Leinensäckchen

Füllen Sie die Lavendelblüten in das Leinensäckchen und nähen Sie es sorgfältig zu. Legen Sie es vor dem Einschlafen neben Ihr Kopfkissen.

Schlafförderndes Lavendelbad

8 Tropfen Lavendelextrakt
5 Tropfen Geranienextrakt
1 EL Jojobaöl

Vermischen Sie die Extrakte mit dem Jojobaöl. Geben Sie den Badezusatz in ein 38 °C warmes Vollbad. Baden Sie ungefähr 20 Minuten lang darin und gehen Sie anschließend gleich zu Bett.

Hinweis: Wenn Sie unter einer Herz-Kreislauf-Erkrankung leiden, sollten Sie von Ihrem Arzt erst die ausdrückliche Erlaubnis für Vollbäder einholen.

Schlaftee

20 g Lavendelblüten
40 g Hopfenfruchtzapfen
20 g Baldrianwurzel
20 g Lindenblüten
10 g Goldmelisseblüten
20 g Melissenblätter
20 g Waldmeister

Vermischen Sie die Kräuter sorgfältig und bewahren Sie sie in einem festverschlossenen Gefäß auf. Überbrühen Sie für 1 Portion Tee 1 Teelöffel Kräuter mit 1 Tasse kochendem Wasser, lassen Sie den Aufguß 10 Minuten abgedeckt ziehen und filtern Sie ihn dann.

Dosierung: Trinken Sie abends 1 Stunde vor dem Zubettgehen 1 bis 2 Tassen warmen Tee. Sollten Sie tagsüber unter Nervosität leiden, so trinken Sie auch dann hin und wieder 1 Tasse von diesem Tee.

Hinweis: Wenn Sie außer Haus berufstätig sind, bereiten Sie sich morgens die Tagesration Tee zu. Nehmen Sie sie einfach in einer Thermoskanne mit.

Zweiter Schlaftee

Sollte Ihnen die Geschmacksrichtung des obengenannten Tees nicht behagen, so versuchen Sie es einmal mit folgender Mischung:

20 g Lavendelblüten
20 g Nelkenwurz
20 g Primelblüten
20 g Hopfenfruchtzapfen
50 g Johanniskraut
50 g Baldrianwurzel

Mischen Sie die Kräuter gut und bewahren Sie sie in einem festverschlossenen Gefäß auf. Überbrühen Sie 1 $\frac{1}{2}$ Teelöffel der Kräutermischung mit 2 Tassen kochendem Wasser. Lassen Sie den Aufguß 10 Minuten lang ziehen und filtern Sie ihn dann.

Dosierung: Trinken Sie abends vor dem Zubettgehen 1 Tasse warmen Tee.

Schlafrezept für die Duftlampe

8 Tropfen Lavendelöl
6 Tropfen Zedernholzöl
1 Tropfen Jasminöl
2 Tropfen Sandelholzöl
4 Tropfen Bergamotteöl

Geben Sie die Öle in die Duftlampe und stellen Sie diese in die Nähe Ihres Bettes.

Hinweis: Löschen Sie die Kerze der Duftlampe, bevor Sie einschlafen.

Einreibung für einen tiefen Schlaf

1 Tropfen Lavendelöl
1 Tropfen Orangenöl
1 Tropfen Mandarinenöl

Anwendung: Verreiben Sie die Öle sorgfältig an den Schläfen und über dem Solarplexus (Sonnengeflecht).

Hinweis: Geben Sie acht, daß kein Öl in die Augen kommt.

Schwächezustände, allgemeine

Kräuterbad

1 Teil Lavendelblüten
1 Teil Pfefferminze
1 Teil Majoran
1 Teil Thymian
1 Teil Rosmarin
$1/2$ Teil Nelken
Wasser

Mischen Sie die Kräuter gut und bewahren Sie sie in einem fest-verschlossenen Gefäß auf.

Anwendung: Kochen Sie pro Vollbad 250 Gramm der Kräuter-mischung mit Wasser auf und fügen Sie den Aufguß Ihrem Badewasser zu. Baden Sie ungefähr eine Viertelstunde lang darin.

Schwangerschaftsstreifen

Unter Schwangerschaftsstreifen versteht man jene hellen Strei-fen, die in der zweiten Hälfte einer Schwangerschaft durch die mit der Gewichtszunahme zusammenhängende Dehnung der Haut auftreten können. Sie finden sich

- am Bauch
- an den Brüsten
- an den Oberschenkeln
- am Gesäß.

Bei vielen Frauen verschwinden gerade die kleineren Streifen nach der Geburt und bei Regulierung des Gewichts wieder. Den-noch sollten Sie diesen Dehnungsstreifen früh genug vorbeu-gend mit einer Massage begegnen.

Massageöl

5 Tropfen Lavendelöl
5 Tropfen Neroliöl
1 EL Jojobaöl

Vermischen Sie die Öle sorgfältig in einem kleinen Gefäß.

Anwendung: Massieren Sie die gefährdeten Körperstellen von den ersten Schwangerschaftsmonaten an regelmäßig einmal am Tag mit dem Massageöl.

Hinweis: Aufgrund des hohen Kampfergehalts ist Schwangeren davon abzuraten, Spiköl zu verwenden.

Schwindelanfälle, unspezifische

Primeltee

20 g Lavendelblüten
20 g Kraut und Wurzel der Frühlingsschlüsselblume
20 g Baldrianwurzel
20 g Hopfenfruchtzapfen
20 g Johanniskraut
20 g Echte Nelkenwurz

Vermischen Sie die Kräuter gut und bewahren Sie sie in einem festverschlossenen Gefäß auf. Überbrühen Sie pro Portion 1 Teelöffel Kräutermischung mit 1 Tasse kochendem Wasser.
Dosierung: Trinken Sie bei einem spontanen Schwindelanfall 1 Tasse Tee.

Hinweis: Die angegebene Menge an Kräutern reicht für einen kleinen Vorrat. Schließlich kann man nicht voraussagen, wann es einen schwindelt ...

Sohlenwarzen

Wenn Sie unter Warzen an den Fußsohlen leiden, sollten Sie sie dreimal täglich mit Spiköl betupfen.

Sonnenbrand

Heilöl

30 Tropfen Lavandinöl
4 EL Johanniskrautöl

Vermischen Sie die beiden Öle in einem kleinen Gefäß.
Anwendung: Tragen Sie die Ölmischung in 2 Portionen vorsichtig auf die verbrannten Stellen auf.

Schlechte Stimmung im Büro? Versuchen Sie doch einmal, die Kollegen und Kolleginnen mit folgendem Duft zu besänftigen:

3 Tropfen Lavendelöl
5 Tropfen Grapefruitöl
3 Tropfen Myrtenöl
2 Tropfen Zypressenöl

Geben Sie die Öle in eine Duftlampe und stellen Sie diese diskret im Büro auf.

Unruhezustände, nervöse

Es liegt nahe, daß die Therapie von nervösen Unruhezuständen der von Schlafstörungen ähnelt. Sie können in diesem Fall also auch die Rezepte ausprobieren, die Sie unter dem Stichwort »Schlafstörungen« finden.

Beruhigungstee

1 Teil Lavendelblüten
1 Teil Honigklee
2 Teile Baldrianwurzel
2 Teile Melissenblätter

Mischen Sie die Kräuter gut durch. Geben Sie auf 1 Teelöffel Kräutermischung 1 Tasse kochendes Wasser, lassen Sie den Aufguß ungefähr 7 Minuten ziehen und filtern Sie ihn anschließend.

Dosierung: Abends vor dem Einschlafen trinken Sie 2 Tassen.

Wenn Sie vor allem auch tagsüber von Unruhe geplagt werden, bereiten Sie sich auch morgens 1 Tasse zu.

Nervenstärkendes Bad

30 g Lavendelblüten
30 g Rosmarinblätter
30 g Kamillenblüten
30 g Majorankraut
30 g Wilder Thymian

Mischen Sie die Kräuter gut durch und bewahren Sie sie in einem festverschlossenen Gefäß auf.

Anwendung: Kochen Sie für ein Vollbad $1/3$ der Kräutermischung mit 2 bis 3 Litern Wasser auf. Setzen Sie den Aufguß dann Ihrem Badewasser zu und baden Sie ungefähr eine Viertelstunde lang darin.

Lavendelinhalation

5 Tropfen Lavendelöl
3 Tropfen Sandelholzöl
5 Tropfen Basilikumöl
3 Tropfen Rosenöl

Geben Sie die Öle in die Duftlampe und setzen Sie sich in deren Nähe. Atmen Sie 10 Minuten lang langsam und tief ein und aus.

Hinweis: Sollten Sie keine Duftlampe besitzen, so können Sie die Öle auch in ein kleines Schälchen mit Wasser geben und auf die Heizung stellen.

Entspannungsbad

$1/4$ l Milch oder 1 Schnapsglas Sahne
12 Tropfen Lavendelöl (extra, fein oder Lavandin super)

Geben Sie Milch (Sahne) und Lavendelöl ins ca. 38 °C heiße Badewasser.

Hinweis: Milch wie auch Sahne nähren und entspannen die Haut und wirken rückfettend.

Einreibung

2 Tropfen Lavendelöl
2 Tropfen Römisches Kamillenöl

Anwendung: Geben Sie jeweils 1 Tropfen der Öle auf eine Fingerspitze und verreiben Sie sie sanft über dem Solarplexus. Die beiden anderen Tropfen verreiben Sie über dem Puls, in der Ellenbeuge oder auf den Schläfen.

Verdauungsstörungen

Verdauungsstörungen können verschiedene Ursachen haben, häufig jedoch leiden Menschen darunter, die sich entweder falsch ernähren, zuwenig trinken oder besonders großem Streß ausgesetzt sind. Versuchen Sie einmal, Ihre Probleme mit folgendem Tee zu beheben:

Zitwer-Tee

10 g Lavendelblüten
15 g Pfefferminzblätter
15 g Majorankraut
10 g Engelwurz
10 g Kalmuswurzelstock
10 g Zitwerwurzel
10 g Gewürznelken
10 g Salbeiblätter
10 g Wilder Thymian

Mischen Sie die Kräuter gut durch und bewahren Sie sie in einem festverschlossenen Gefäß auf. Überbrühen Sie bei Bedarf 1 Teelöffel Kräutermischung mit 1 Tasse kochendem Wasser.
Dosierung: Trinken Sie morgens und abends je 1 Tasse.

Verspannungen

Im Alltag kommt es immer wieder vor, daß man sich an der einen oder anderen Körperpartie verspannt – vornehmlich im Schulter-Nacken-Bereich. Bitten Sie eine Person Ihres Vertrauens, Sie an der entsprechenden Stelle zu massieren und dazu folgende Massageölmischung zu benutzen.

Massageöl gegen Verspannungen

8 Tropfen Lavendelöl
1 EL Jojobaöl

Vermischen Sie die Öle in einem kleinen Gefäß.
Anwendung: Verteilen Sie die Mischung auf der betroffenen Körperpartie und massieren Sie sie mit langsamen, nicht zu festen Bewegungen ungefähr 10 Minuten lang ein.

Haben Sie Lust auf Weihnachtsduft? Vermischen Sie dazu jeweils einige Tropfen Lavendel- und Zimtöl – alternativ Lavendel- und Nelkenöl – und geben Sie sie in eine Duftlampe.

Wunden

Heilöl

8 Tropfen Lavendelöl
5 Tropfen Teebaumöl
3 Tropfen Manukaöl
25 ml Johanniskrautöl

Vermischen Sie die Öle sorgfältig in einem kleinen Gefäß.
Anwendung: Tragen Sie diese Mischung mehrmals auf die Wunde auf.

Zahnfleischentzündung

Mundspülung

1 Tropfen Lavendelöl
1 Tropfen Pfefferminzöl
1 Tropfen Salbeiöl
1 Tropfen Teebaumöl

Anwendung: Geben Sie die Öle in ein Glas mit lauwarmem Wasser und spülen Sie mehrmals täglich den Mund gründlich damit aus.

Zahnschmerzen

Mundspülung gegen Zahnweh

Versuchen Sie akute Zahnschmerzen zu lindern, indem Sie einige Tropfen Lavendelöl auf $^1/_2$ Teelöffel Wasser geben, die Flüssigkeit für eine Weile im Mund behalten und spülen.

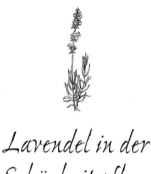

Lavendel in der Schönheitspflege

Besonders wegen seiner sanft entspannenden sowie seiner antimikrobiellen und adstringierenden Wirkung wird der Lavendel gern für die Herstellung von Mitteln für die Schönheitspflege verwendet.

Hinweis: Auch wenn Sie Ihre Haut ausschließlich mit Produkten der Naturkosmetik pflegen, kann es sein, daß Sie bei bestimmten Wirkstoffen eine Kontaktallergie entwickeln. Testen Sie deshalb neue Produkte immer erst kleinflächig, um zu sehen, ob Ihre Haut darauf reagiert.

Hautpflege

Lavendel-Gesichtsöl

1/4 l Schwarzkümmelöl
25 Tropfen Lavendelöl
25 Tropfen Teebaumöl

Verrühren Sie die Zutaten gut miteinander und massieren Sie hin und wieder 3 Fingerspitzen Öl in Ihre Gesichtshaut ein.

Hinweis: Dieses Gesichtsöl eignet sich für alle Hauttypen. Bewahren Sie es im Kühlschrank auf.

Lavendelabreibung

2 Handvoll Lavendelblüten
6 Tropfen Lavendelöl
2 EL Honig
600 ml destilliertes Wasser
200 ml Alkohol (50 %)

Geben Sie die Lavendelblüten mit dem Alkohol in ein ausreichend großes Glasgefäß, verschließen Sie es gut und lassen Sie die Mischung ungefähr 4 Wochen lang im Dunklen ziehen. Stampfen Sie die Blüten anschließend in der Flüssigkeit aus und filtern Sie sie dann. Lösen Sie den Honig im leicht angewärmten Wasser auf und geben Sie das Lavendelöl hinzu. Vermischen Sie alles gut und füllen Sie die Flüssigkeit in eine geeignete Flasche. **Anwendung:** Reiben Sie Ihren Körper regelmäßig damit ein.

Hinweis: Diese Tinktur eignet sich bei normaler Haut zur äußerlichen Anwendung.

Schönheitsbad

2 Handvoll Lavendelblüten
1 kg Meersalz

Vermischen Sie das Salz mit den Lavendelblüten in einem Gefäß, das sich gut verschließen läßt. Lassen Sie die Mischung 1 Woche stehen; sie reicht für etwa 12 Wannenbäder. Füllen Sie dazu $^1/_{12}$ des Badesalzes in ein Leinensäckchen und hängen Sie dieses für eine Viertelstunde ins Badewasser.

Hinweis: Duschen Sie sich nach einem Schönheitsbad in Lavendelbadesalz gut ab.

Für die alternde Haut

Lavendel-Gesichtsmaske

20 Tropfen Lavendelöl
1 EL Schwarzkümmelöl
1 EL Honig

Vermischen Sie die Zutaten miteinander und tragen Sie sie auf die gereinigte Haut auf. Lassen Sie die Mischung 15 Minuten einwirken und waschen Sie sie dann wieder ab. Diese Gesichtsmaske strafft die Haut.

Lavendel-Honig-Maske

5 Tropfen Lavendelöl
4 EL Honig
4 EL Milch

Erwärmen Sie die Milch und lösen Sie das Lavendelöl und den Honig darin auf. Tragen Sie die Maske anschließend auf die Gesichtshaut auf, am besten mit einem Pinsel. Lassen Sie sie 20 Minuten einwirken und waschen Sie dann Ihr Gesicht mit lauwarmem Wasser ab.

Hinweis: Diese Gesichtsmaske wirkt durchblutend und belebt die Haut.

Für die empfindliche Haut

Lavendel-Honig-Gesichtslotion

6 Tropfen Lavendelöl
2 TL Honig
4 EL Milch

Erwärmen Sie die Milch und lösen Sie den Honig und das Lavendelöl darin auf; massieren Sie die Lotion sanft in die Gesichtshaut ein. Lassen Sie sie einige Minuten einwirken und waschen Sie anschließend Ihr Gesicht mit lauwarmem Wasser ab.

Badewasser der Königin von Ungarn
1 Teil Lavendel
3 Teile Rosmarin
Ein Lavendelbad soll einer ungarischen Königin, die sich bereits im fortgeschrittenen Alter befand – sie war gewiß schon über Siebzig – ein derart jugendliches Aussehen verliehen haben, daß sie einen spontanen Heiratsantrag des Königs von Polen erhielt. Seinerzeit sagte man dem Lavendel überdies auch potenzsteigernde Wirkung nach.
Wir wissen nicht, was aus dieser Liaison geworden ist…

Bad bei gereizter und empfindlicher Haut

$1/4$ l flüssige Molke oder 1 gute Handvoll Molkepulver
12 Tropfen Lavandin super

Geben Sie die Molke in die Wanne, bevor das Wasser einläuft, dann schäumt sie leicht. Setzen Sie das Lavandinöl später zu.

Hinweis: Sie können Molke und Lavandinöl auch zu einem Brei verrühren und als Gesichtsmaske auftragen bzw. besonders gereizte Hautpartien damit bestreichen. Molke nährt die Haut und erhält sie geschmeidig und weich. Steigen Sie dann in die Wanne und waschen Sie die Maske im Badewasser ab. So nutzen Sie sie auch noch für ein Vollbad.

Für die fettige Haut

Bad bei fettiger Haut

Vollbad: 200 g Heilerde
12 Tropfen Spiköl
Sitzbad: 2 EL Heilerde
18 Tropfen Spiköl

Vermischen Sie Heilerde und Spiköl und setzen Sie beides dem Badewasser zu.

Hinweis: Das Wort »adstringierend« leitet sich von dem lateinischen Verb *adstringere* ab, das »zusammenziehen« bedeutet – in der Kosmetik ist damit das Schließen der Poren gemeint. Die Heilerde ergänzt bei dieser Anwendung die adstringierenden Eigenschaften des Lavendels in idealer Weise, denn sie hat sowohl reinigende als auch nährende Eigenschaften.

Für die unreine Haut

Lavendel-Honig-Salbe

30 g Lavendelblüten
$^1/_8$ l destilliertes Wasser
50 g Lanolin
1 EL Mandelöl
10 g Butter
2 TL Honig

Übergießen Sie die Lavendelblüten mit dem kochenden, destillierten Wasser. Lassen Sie sie $1/2$ Stunde darin ziehen und gießen Sie das Wasser anschließend durch einen Kaffeefilter. Die Pflanzenreste im Filter sollten Sie gut auspressen. Schmelzen Sie das Lanolin im Wasserbad und geben Sie das Öl, die Butter und den Honig hinzu. Gießen Sie das nun lauwarme Lavendelwasser unter die Fettsalbe und rühren Sie die Mischung, bis alles abgekühlt ist.

Hinweis: Diese Salbe hält sich im Kühlschrank etwa sechs Tage.

Lavendel-Weizengras-Waschcreme

5 Tropfen Lavendelöl
3 EL Weizenkeimflocken
2 EL Weizengraspulver

Rühren Sie Flocken und Pulver mit Wasser zu einer streichfähigen Paste an. Geben Sie dann das Lavendelöl dazu. Lavendel und Weizengras ergänzen sich in ihrer adstringierenden Wirkung.

Lavendel-Kleie-Waschcreme

5 Tropfen Lavendelöl
5 EL Mandelkleie
2 EL Gurkensaft

Rühren Sie die Kleie mit dem Gurkensaft zu einer streichfähigen Paste an. Geben Sie dann das Lavendelöl hinzu.

Hinweis: Selbstgefertigte Kosmetika sollten im Kühlschrank aufbewahrt werden.

Lavendel-Hautpflegeöl

20 Tropfen Lavendelöl
100 ml Jojobaöl
20 Tropfen Teebaumöl

Verrühren Sie das Jojobaöl mit dem Lavendel und dem Teebaumöl. Dieses Öl wirkt gegen Pickel und bei Juckreiz der Haut wahre Wunder.
Anwendung: Massieren Sie die Mischung sanft in die Gesichtshaut ein.

Schenken Sie Ihrer besten Freundin doch einmal ein selbstgemachtes Lavendelduftwasser! Und damit Sie selbst auch etwas davon haben, stellen Sie am besten gleich eine größere Menge her.

Lavendelduftwasser

200 ml Alkohol (80 %)
150 Tropfen Lavendelöl
6 Tropfen Lavendelextrakt
2 Tropfen Rosmarinöl
2 Tropfen Orangenblütenöl
2 Tropfen Geranienöl
Vermischen Sie die Zutaten und füllen Sie die Flüssigkeit in kleine Flakons.

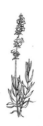

Anwendungen mit Lavendel bei Kindern

Auch in Zeiten, in denen Ärzte und Therapeuten oft allzu schnell auch Kinder mit chemischen Mitteln behandeln, ist es durchaus angezeigt, gewisse Beschwerden zunächst einmal mit Heilpflanzen zu therapieren. Schließlich ist der kindliche Organismus nicht mit dem des Erwachsenen zu vergleichen: Er ist weniger ausgereift und somit auch weniger gut in der Lage, Medikamente zu verarbeiten.

Insofern sind Sie also gut beraten, wenn Sie bei natürlichen Mitteln Hilfe für Ihr Kind suchen. Dabei versteht es sich jedoch von selbst, daß Sie umgehend den Kinderarzt aufsuchen sollten, wenn sich die Beschwerden Ihres Kindes nicht bald bessern oder sogar zunehmen.

Husten

Hustenlindernder Lavendelwickel

Lavendelöl
1 dünnes Leintuch

Wärmen Sie das Leintuch so gut wie möglich (im Backofen, auf der Heizung) und tränken Sie es mit reinem Lavendelöl. Legen

Sie es Ihrem hustenden Kind abends vor dem Schlafen auf die Brust und decken Sie es mit einem trockenen Tuch ab.

Hinweis: Ziehen Sie dem Kind für die Nacht ein enges Unterhemd an. Auf diese Weise verrutscht die Kompresse nicht so leicht.
Um das Leintuch ganz zu durchtränken, benötigen Sie ziemlich viel Lavendelöl – eine teure Angelegenheit. Stecken Sie deshalb die Kompresse am anderen Morgen in eine Plastiktüte. So können Sie sie am folgenden Abend noch einmal verwenden, ohne daß das ätherische Öl verflogen ist.

Ohrenschmerzen

Lavendel-Zwiebel-Säckchen

Lavendelöl
1 kleine Zwiebel
etwas Öl

Hacken Sie die Zwiebel in kleine Stückchen und braten Sie sie ganz kurz in wenig Öl an. Sie können die Zwiebelstückchen auch problemlos – dann ohne Ölbeigabe – in der Mikrowelle erwärmen. Zweck der Erwärmung ist lediglich, daß die Zwiebel ihren Saft freigibt.
Tränken Sie ein sauberes Baumwolltüchlein mit Lavendelöl. Geben Sie die heißen Zwiebelstückchen darauf und drehen Sie die Tuchenden so ineinander, daß ein kleines, gut geschlossenes Säckchen entsteht. Legen Sie das Lavendel-Zwiebel-Säckchen auf das schmerzende Ohr. Um das Säckchen über dem Ohr zu fixieren, können Sie ein Stirnband oder ein Kopftuch verwenden. Lassen Sie das Säckchen an seinem Platz, bis es völlig erkaltet ist. Es gibt die desinfizierenden Substanzen aus Zwiebel und Lavendel in das Ohr ab und trägt somit zum Abklingen der Entzündung bei.

Hinweis: In der Praxis hat es sich übrigens bewährt, statt eines Baumwolltuchs einen Schlauchverband zu verwenden, der in der Apotheke zu kaufen ist. Man kann die Gaze an einem Ende verknoten, mit den Zwiebelstückchen füllen und anschließend auch an der anderen Seite verknoten. So sinkt das Risiko, daß Sie die Zwiebelstückchen während der Anwendung verlieren. Dieses Rezept ist besonders gut geeignet, um auch kleinere Kinder zu behandeln. Klingen die Schmerzen trotz der Behandlung nicht ab, sollten Sie umgehend Ihren Kinderarzt aufsuchen.

Pseudokruppanfälle

Anthroposophen empfehlen den unter »Hustenlindernder Lavendelwickel« beschriebenen warmen Brustwickel auch zur unterstützenden Behandlung von Pseudokruppanfällen, da er beruhigend wirkt.

Schlafstörungen

Selbstverständlich haben auch Kinder aus den unterschiedlichsten Gründen einmal Probleme einzuschlafen. Sie tun gut daran, nicht gleich »Medikamentengeschütze« aufzufahren – versuchen Sie statt dessen, Ihr Kind mit Düften zu beruhigen.

3 Tropfen Lavendelöl
3 Tropfen Kamillenöl
4 Tropfen Bergamotteöl
1 Tropfen Rosenöl

Geben Sie die Öle auf ein Duftholz und legen Sie es in die Nähe des Bettes.

Hinweis: Kinder dürfen nicht mit brennenden Duftlampen alleingelassen werden. Dufthölzer, die man mit ätherischen Ölen tränken kann, sind ein guter Ersatz. Sie können Sie in Reformhäusern oder Bioläden kaufen.

Windelausschlag

Schutzsalbe

100 g Zinkoxidsalbe
10 Tropfen Lavendelöl
10 Tropfen Kamilleöl

Vermischen Sie die Zutaten gut.
Anwendung: Reinigen Sie zunächst den Po Ihres Kindes mit lauwarmem Wasser. Bedecken Sie danach die vom Ausschlag betroffenen Hautpartien mit dieser Salbe.

Windpocken

Juckreizstillendes Lavendelwasser

15 Tropfen Lavendelöl
10 Tropfen Kamilleöl
10 Tropfen Teebaumöl
10 Tropfen Bergamotteöl
100 ml Kamillentee

Vermischen Sie die Öle mit dem Tee und schütteln Sie das Ganze vor jeder Anwendung gut durch.
Anwendung: Tragen Sie das Lavendelwasser mit einem weichen, breiten Pinsel auf die juckenden Hautstellen auf.

Hinweis: Diese Mischung empfiehlt sich für Kinder ab dem fünften Lebensjahr. Kleinere Kinder baden Sie besser in einem Bad mit folgendem Zusatz:

Juckreizstillendes Lavendelbad

2 Tropfen Lavendelöl
2 Tropfen Kamilleöl
1 Tropfen Bergamotteöl
1 EL Milch

Vermischen Sie die Öle mit der Milch und setzen Sie das Ganze dem Badewasser zu.

Hinweis: Das Wasser sollte nicht in die Augen des Kindes gelangen.

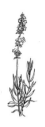

Zum guten Schluß

Zu Beginn dieses Buches haben wir Ihnen einen Eindruck von der sommerlichen, nach Lavendel duftenden Provence als einem der Hauptanbaugebiete der blauen Blume vermittelt. Kehren wir noch einmal dorthin zurück.
Ehe diese Region Südfrankreichs vom Tourismus entdeckt wurde, lebten die Menschen dort in ärmlichen Verhältnissen. Dies machte sich auch in ihrer Küche bemerkbar: Fleisch konnten sie sich nur selten leisten. Dafür schöpften sie aus dem unermeßlichen Reichtum an Obst und Gemüse, den ihnen ihr Land zu bieten hatte. Und selbst die einfachsten Gerichte lassen sich – heute wie damals – mit der Vielzahl an intensiven Kräutern schmackhaft machen, die täglich frisch zu haben sind, wie Fenchel, Rosmarin, Thymian, Salbei, Basilikum und natürlich auch Lavendel. Sollten Sie nun Lust bekommen, sich ebenfalls einmal mit einem typischen Gericht aus der Provence zu verwöhnen, so versuchen Sie es doch einfach mit folgendem:

Seeteufel mit Zwiebeln und Lavendel

400 g Seeteufel (gehäutet, filetiert)
etwas Zitronensaft
1 kleine Knoblauchzehe
2 EL feingehackte Lavendelblätter (möglichst von ökologisch angebautem Lavendel)

150 g Zwiebeln
Pfeffer, Salz
etwas Mehl
4 EL Olivenöl
1 EL Weißwein
2 EL Rotweinessig
1 Prise Zucker

Schneiden Sie den gewaschenen und getrockneten Seeteufel in Medaillons und wenden Sie diese im Zitronensaft. Schälen Sie den Knoblauch, hacken Sie ihn fein und vermischen Sie ihn mit den gehackten Lavendelblättern. Schälen Sie die Zwiebeln und schneiden Sie sie in feine Streifen.

Tupfen Sie nun den Zitronensaft von den Medaillons ab, salzen und pfeffern Sie sie und wenden Sie sie in etwas Mehl. Erhitzen Sie 2 Eßlöffel Olivenöl in einer Pfanne und braten Sie die Fischstücke bei mittlerer Hitze darin an – je 3 Minuten von jeder Seite. Legen Sie sie dann in eine Auflaufform. Gießen Sie anschließend den Weißwein über die Fischstücke, decken Sie das Ganze mit Alufolie ab und schieben Sie – bei gleichbleibender Temperatur – die Form für 30 Minuten in den auf 180 °C vorgeheizten Ofen.

Erhitzen Sie in der Zwischenzeit das restliche Olivenöl in der Pfanne und dünsten Sie die Knoblauch-Lavendel-Mischung darin an. Geben Sie Zwiebeln, Essig und die Prise Zucker hinzu. Lassen Sie das Ganze bei geschlossenem Deckel 12 bis 15 Minuten bei mittlerer Hitze garen. Schmecken Sie dann mit Salz und Pfeffer ab und lassen Sie alles noch einmal 10 Minuten dünsten, bis die Flüssigkeit verdampft ist.

Richten Sie anschließend das Zwiebelgemüse auf einer vorgewärmten Platte an und legen Sie die Fischstücke darauf. Garnieren Sie sie mit einem Zweig Lavendel.

Dazu passen Salzkartoffeln und ein frischer Salat.

Guten Appetit!

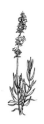

Anmerkungen

[1] Aus: Utta Danella, *Die Jungfrau im Lavendel*, München: Heyne 1984, S. 83 f
[2] Aus: William Shakespeare, *Das Wintermärchen*, übers. v. Dorothea Tieck, Heidelberg; Lambert Schneider o. J., S. 995
[3] Aus: Hugo Janistyn, *Handbuch der Kosmetika und Riechstoffe*, zitiert nach: Maggie Tisserand und Monika Jünemann, *Zauber und Kraft aus Lavendel*, Durach: Windpferd 1989, S. 114

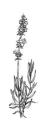

Register

A

Akne 72
Ammenhausen, Konrad von 41
Angstzustände, allgemeine 72
Apotheke 41, 49, 52
Appetitlosigkeit 73
aqua mirabilis 16
Aromatherapie 56
Asthma, akuter Anfall 73
Asthma, chronisches 74
Ätherisches Öl 51, 57
Auflagen siehe Kompressen
Ausfluß 75

B

Bäder 59
Basisöle 64
Bauchkrämpfe 75
Benediktinermönche 13
Bienen 25
Bingen, Hildegard von 9, 14
Blähungen 76
Blasenentzündung 77
Brandwunden, leichte 77
Bronchitis 78

C

Cäsar, Gaius Julius 13

D

Depressionen 79
Deutsches Arzneibuch (DAB) 20, 31, 52
Dioskurides, Pedanios 13, 15, 36
Droge Lavendel 48
Duftlampen 58
Duftwasser 12

E

Echt Kölnisch Wasser 16
Echter Lavendel (Lavandula
angustifolia) 33
Erschöpfung, nervöse
80
Estergehalt der Lavendelöle
34

F

Fuchsen, Leonhard 33
Füße, müde und
geschwollene 81

G

Gallenblasenbeschwerden
81
Gattefossé, René-Maurice
19
Großer Speik siehe Speik-
lavendel

H

Haarausfall 82
Hausapotheke siehe Selbst-
behandlung
Haut, wunde 83
Hautpflege 108
Heiserkeit 83

Herz-Kreislauf-Beschwerden
85
Herzbeschwerden, nervöse
84
Hochprovence 24
Husten 86
Husten, bei Kindern 115

I

Ilafand (Ilafanllys) 15
Imkerei 24
Inhalation 61
Innere Anwendung 62
Insektenstiche 86

J

Johannisnacht 14

K

Kampfer 38
Karl VI., König von Frank-
reich 15
Kleiner Speik siehe Echter
Lavendel
Kneipp, Sebastian 19,
43
Kompressen und Auflagen
62
Kopfläuse 87
Kopfschmerzen 88

Kräuter-Buch   33
Kyphi   12

L

Lavande aspic   35 (siehe
   auch Speiklavendel)
Lavande bastarde (Lavan-
   dula intermedia, hybrida)
   37 (siehe auch Lavandin)
Lavande maritime   36
   (siehe auch Stoechas-
   lavendel)
Lavandin   33, 37
Lavandin abrialis (Lavandin
   30/32)   38, 53
Lavandin grosso (Lavandin
   40/42)   38, 53
Lavandin super (Lavandin
   50/52)   38, 53
Lavandin, Anbau   26
Lavandin, Entstehung   25,
   37
Lavandinöl, Qualität   37
Lavendel extra   34, 53
Lavendel fein   34, 53
Lavendel im Garten   27
Lavendel, Anbaugebiete
   22
Lavendel, Botanik   22
Lavendel, Heilwirkungen
   laut DAB   31
Lavendel, Heilwirkungen
   laut Naturheilkunde   32
Lavendel, Inhaltsstoffe   39

Lavendel, Namen   28
Lavendel, Pflanzensteck-
   brief   29
Lavendel, wilder   25, 53
Lavendelberg im Hunsrück
   26
Lavendelblüten (Lavendulae
   flores)   48, 54
Lavendelblüten trocknen
   28
Lavendelernte   47
Lavendelfelder   11
Lavendelfluidextrakt
   (Extractum lavandulae
   fluidum)   54
Lavendelöl (Lavandulae
   aetholerum)   49, 52
Lavendelöl 40/42 Mont
   Blanc   34, 53
Lavendelöl 50/52 Barrême
   34, 53
Lavendelstraße   11
Lavendeltinktur (Tinctura
   lavandulae)   54
Lavendelweiber   18
Linalool   42
Lippen, rauhe   90
Lippenblütler (Labiatae)   23

M

Magenschmerzen   90
Massagen   63
Materia medica   13
Migräne   90

Mitcham-Lavendel 18
Mühlens, Wilhelm 17
Mundspülung und Gurgel-
lösung 66
Muskelkater 92

N

Nagelbettinfektion 92
Napoleon Bonaparte 17
Narden 12
Nasennebenhöhlen-
entzündung 92
Neu Kreuterbuch 33
Neuralgie 93

O

Ohrenschmerzen 94
Ohrenschmerzen, bei
Kindern 116

P

Paracelsus 16
Parfum 12, 25
Parfumindustrie 25, 35
Parfumläden 16
Philipp III. von Nassau-
Saarbrücken 14
Physicians of Myddvai 15
Pilzinfektionen 94
Plutarch 12

Provence 11, 22, 120
Pseudokruppanfälle 117

R

Rachenentzündung 94
Reizmagen, nervöser
95
Rheumatische Beschwerden
96

S

Salben 66
Schachzabelbuch 41
Schlafstörungen 98
Schlafstörungen, bei
Kindern 117
Schönheitspflege 108
Schopflavendel siehe
Stoechaslavendel
Schwächezustände,
allgemeine 100
Schwangerschaftsstreifen
101
Schwindelanfälle,
unspezifische 102
Selbstbehandlung 68
Serotonin 40
Sohlenwarzen 102
Sonnenbrand 102
species aromaticae 20
Speiklavendel (Lavandula
latifolia) 33 f., 53

Spiköl 35 f., 53
Spiritus 55
Stinkmarin 17
Stoechaslavendel
(Lavandula stoechas)
13, 36

T

Tabernaemontanus, Jakob
Theodor 14
Tees und Aufgüsse 66
Theodoris, D. Jacobi
33
Tinktur siehe Lavendel-
tinktur
Tutenchamun 12

U

Umschläge siehe
Kompressen
Unruhezustände, nervöse
103

V

Verdauungsstörungen 105
Vereinigung für Aromatolo-
gie und Aromatherapie
(VEROMA) 52
Verspannungen 106

W

Windelausschlag 118
Windpocken 118
Wunden 106

Y

Yardley Familie 17

Z

Zahnfleischentzündung
107
Zahnschmerzen 107

Sanft Heilen

Joachim H. Angerstein
Ingwer, die heilende Wurzel Asiens
08/5272

Angeline Bauer
René Prümmel
Arnika, Gesundheit aus dem Kräutergarten
08/5274

Sven-Jörg Buslau
Corinna Hembd
Calendula
Gesund und schön durch die Heilkraft der Ringelblume
08/5269

Natürlich gesund und fit mit Echinacea
08/5270

Papaya, Gesundheit vom Melonenbaum
08/5275

Eva Maria Haaga
Lapacho, das Lebenselixier der Inkas
08/5276

Gisela Klemt
Brigitte Mues
Lavendel, das duftende Heilmittel
08/5277

Hermann Mohnert
Nachtkerzenöl, das Allheilmittel der Indianer
08/5278

Gesundheit und Wohlbefinden durch Zink
08/5271

Ingrid Pfendtner
Natürlich heilen mit Brennessel
08/5273

Die Heilkraft des Ginseng
08/5267

Stefan Wieder
Juergen Pohl
Kava Kava
Die Heilkraft des pazifischen Wunderpfeffers
08/5268

Jeder Band mit 4seitigem Farbteil
Jeder Band nur DM 8,-/öS 58,-/sFr 8,-

Heyne-Taschenbücher